steinkopff 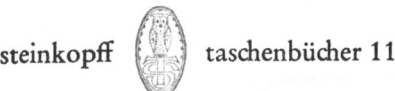 taschenbücher 11

Wer will schon gern neurotisch sein?

Zehn zwanglose Zwiegespräche

Von
PAUL ROM
London

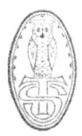

DR. DIETRICH STEINKOPFF VERLAG
DARMSTADT 1978

Paul Rom, geboren 2. 3. 1902 in Breslau, studierte in Leipzig. 1927—1933: Studienrat, Öffentliche Höhere Handelslehranstalt, Freital bei Dresden. Ging nach 3 Monaten Schutzhaft nach Paris. 1934—1935: Heilerzieher in Athen. 1936—1939: Studium an der Sorbonne (*Licence-ès-Lettres, Diplôme d'Etudes Supérieures d'Allemand*. These: Die Hauptgestalten des Nibelungenliedes im Lichte der Vergleichenden Individualpsychologie *Alfred Adlers.*) 1939—1940: Französische Fremdenlegion. 1940—1943: Vichy-Konzentrationslager in Colomb-Béchar und Kenadza, Süd-Algerien. 1943—1946: Britische Armee. 1945—1946: *Psychology Instructor, Formation College*, Perugia, Italien. Lebt seit 1948 als Lehrer, Schriftsteller und Psychotherapeut in London. Mitglied des Vorstandes der Internationalen Vereinigung für Individualpsychologie. Begründer, und seit 1950 Herausgeber, des *Individual Psychology News Letter*.

Veröffentlichungen:

La Paix des Nerfs, Exposé d'une psychologie pratique, (Genf 1943, 1945); *Alfred Adler* und die wissenschaftliche Menschenkenntnis, (Frankfurt/Main 1966); *Sigmund Freud*, (Berlin 1966) [Qui était Sigmund Freud? (Toulouse 1971); *Sigmund Freud*, (Roma 1974)].

Mitmenschlichkeit lernen — mit dem eigenen Lebensstil, Angewandte Individualpsychologie (Tübingen 1977).

Versuche und Aufsätze in deutschen, englischen, französischen, amerikanischen, italienischen, holländischen, israelischen Zeitschriften.

CIP-Kurztitelaufnahme der Deutschen Bibliothek

Rom, Paul

Wer will schon gern neurotisch sein?
Darmstadt: Steinkopff, 1978

(Steinkopff-Taschenbücher; 11)
ISBN-13: 978-3-7985-0490-5   e-ISBN-13: 978-3-642-48435-3
DOI: 10.1007/978-3-642-48435-3

© 1978 by Dr. Dietrich Steinkopff Verlag, GmbH & Co. KG Darmstadt

Alle Rechte vorbehalten. Jede Art der Vervielfältigung
ohne schriftliche Genehmigung des Verlages ist unzulässig.

Einbandgestaltung: Jürgen Steinkopff, Darmstadt
(unter Verwendung einer Anregung von Tilman Steinkopff)

Zu dieser Taschenbuchreihe

Die STEINKOPFF TASCHENBÜCHER unterscheiden sich von anderen vergleichbaren wissenschaftlichen Taschenbuchreihen in zwei wesentlichen Punkten:
1. In dieser Reihe geht es weniger um die Quantität monatlich oder jährlich produzierter Bände, sondern vor allem um die Qualität bestimmter sorgfältig ausgewählter Beiträge, die von Fall zu Fall in größerer Auflage zu mäßigem Preis publiziert werden sollen. Die Zahl der in dieser Reihe veröffentlichten Titel wird daher bewußt knapp gehalten bleiben; die Erscheinungsfrequenz ist also wesentlich zwangloser und langfristiger angelegt als bei anderen vergleichbaren Taschenbuchreihen.
2. In dieser Reihe werden vorwiegend Beiträge veröffentlicht, die sich — wissenschaftlich fundiert — an eine größere Öffentlichkeit wenden oder der interdisziplinären Diskussion zwischen den verschiedenen Fachbereichen an Hochschulen, Fachhochschulen, Fachschulen und Schulen dienen wollen. Darüber hinaus soll durch die Bände dieser Reihe von Fall zu Fall auch der Nichtwissenschaftler in seiner Verantwortung und in seinem Informationsbedürfnis angesprochen werden. Der humane Aspekt steht im Vordergrund aller Darstellungen, da wir der Ansicht sind, daß eine Humanisierung unserer Gesellschaft dringend notwendig sei. Da es über die Wege, auf denen dieses Ziel erreichbar sei, verschiedene Ansichten gibt, werden in dieser Reihe auch gegensätzliche Äußerungen und sich widersprechende Stimmen zu Wort kommen. Der Leser mag dann frei selbst entscheiden, welchem Diskussionsbeitrag er den Vorzug gibt. Lernen können wir auch von Beiträgen, mit deren Inhalt wir nicht oder nicht ganz einverstanden sind.

Aus diesem Grunde wurden auch zunächst 7 Bände publiziert, bevor wir uns zu einer programmatischen Skizzierung der Ziele dieser Taschenbuchreihe entschlossen. Wir hoffen daher, daß die STEINKOPFF TASCHENBÜCHER auf dem z. Z. recht übersetzten Taschenbuchmarkt in eine echte Lücke treffen und nach und nach ihr eigenes unverwechselbares Profil gewinnen und damit Freunde unter den Wissenschaftlern und Nichtwissenschaftlern.

Jürgen Steinkopff

Wenn nicht ich — wer?
Wenn nicht jetzt — wann?
Wenn nicht wir —
Was bin ich dann?

Frei nach Hillel

Rudolf Kausen
in freundschaftlicher Zuneigung

Vorwort

Ehe der Verfasser zu *Alfred Adlers* vergleichender Individualpsychologie kam, war er geneigt, *Marx'* Wort über die Philosophen auch auf die Psychologen anzuwenden, nämlich: daß sie die Welt und die Menschen nur verschieden gedeutet haben, daß es jedoch darauf ankomme, sie zu verändern.
In seinen Schuljahren hatte der Verfasser mit Büchern wie „Die Gymnastik des Willens", mit *Pöhlmanns* „Geistesschulung" und dergleichen erlebt, daß derartige „atomistische" Psychologien nicht zum Selbstverständnis und zur Erziehung zum Menschsein verhelfen können. Heute feiern Wald- und Wiesenpsychologien Triumphe. Der Markt ist überladen mit Büchern über Wege ins Innere, in die vermeintliche Tiefe der Seele, über Meditation; über kybernetische Selbsthilfe und dergleichen. Sie finden Absatz bei den Vielen, die unzufrieden sind, weil ihre Glücksträume sich nicht verwirklichen. Eine blühende Wald- und Wiesen-Psychologie feiert Triumphe...
Anders erging es dem Verfasser dieses Buches mit *Adlers* wissenschaftlicher Menschenkenntnis. Sie geht nicht atomistisch von angenommenen Teilen der Seele aus, wie dem Willen, dem Gedächtnis, dem „Unbewußten"; sie erfaßt vielmehr „holistisch" den unteilbaren, einmaligen Menschen in seiner gesellschaftlichen Verbundenheit und seinem Streben nach Überlegenheit und Größe, mag dieses Streben sozial gültig oder närrisch sein. Damit erfaßt sie den einzigartigen Menschen und kann ihn zu echter Selbsterziehung anleiten.
Das Studium der Werke von *Adler* führte im Zusammengehen mit einer didaktischen Lebensstildeutung des jungen Mannes zu seelischer Neugeburt als Gemeinschaftsmensch. Eine so in die Wege geleitete Selbsterziehung zur Nützlichkeit kann uns geistig unvermindert lebendig erhalten; dann wird ein Fünfundsiebzigjähriger noch fast ein junger Mensch sein.
Adlers Leitziel war 1930 das des Verfassers geworden, ehe er es ihn sieben Jahre später, bei einer letzten Begegnung in Paris, gesprächsweise in folgende Worte fassen hörte: „Mein ganzes Leben lang war es mein Bestreben, Menschen zusammenzubringen." Auch diese Zwiegespräche haben das Ziel, entfremdete Menschen als Mitmenschen zusammenzubringen. Individualpsychologen wissen sehr wohl, daß Gedrucktes und Gelesenes allein nur in geringem Maße dazu beitragen kann, in vereinsamten, menschenfremden oder gar -feindlichen Zeitgenossen so etwas wie Selbstverstehen und Mitmenschlichkeit zu erwecken; doch kann oftmals mehr geschehen, als man für möglich gehalten hatte.

Golders Green
London NW11 8 SD, Februar 1978   Paul Rom

Inhalt

Zu dieser Taschenbuchreihe V
Vorwort VII

Erstes Zwiegespräch
Neurotisch sein heißt nicht krank sein 1

Zweites Zwiegespräch
Neurotiker sind zu verstehen 15

Drittes Zwiegespräch
Gewinnen ohne zu kämpfen 26

Zwischenspiel 38
Einleitung 38
I. Drei Prinzipien 38
II. Verrückt machen oder nicht verrückt machen? 39

Viertes Zwiegespräch
Neurotische Träume 40

Fünftes Zwiegespräch
Wir deuten weitere Träume 56

Sechstes Zwiegespräch
Habe ich Mut? 63

Siebentes Zwiegespräch
Ermutiger und Entmutiger 70

Achtes Zwiegespräch
Wer hat keine Komplexe? 84

Neuntes Zwiegespräch
Sind Diktatoren Männer des Mutes? 93

Zehntes Zwiegespräch
Mutige Frauen 113

Zusammenfassung 147
Literaturhinweise 150
Namen- und Sachverzeichnis 151

ERSTES ZWIEGESPRÄCH

„Neurotisch sein" heißt nicht „krank sein"

— Sie sind nicht neurotisch — oder doch?
— Ich weiß nicht. Aber ich denke, meine Freundin Grete und ihr Hans sind es. Neurotiker sind unangenehme Menschen.
— Wie würden Sie Neurotiker beschreiben?
— Nun ... Mit ihnen ist immer etwas los. Sie werden wild, wenn sie die Situation nicht beherrschen können. Sie müssen immer Recht haben, sie sind herrschsüchtig und regen sich über Kleinigkeiten auf. Sie zögern oft lange, ehe sie sich zu etwas entschließen — wenn es überhaupt dazu kommt. Ihr Glück hängt davon ab, was andere von ihnen denken. Sie müssen immer beweisen, wie tüchtig sie sind, auch wenn das niemand bezweifelt hat. Manchmal verkünden sie große Pläne, die nicht nur ihre eigenen Schwierigkeiten beseitigen, sondern alle Menschen von Not und Schmerz befreien sollen. Sie reden gern und viel und hören schlecht zu, wenn andere etwas sagen. Sie haben selten Sinn für Humor, sind meist ungeduldig, manchmal übergenau, neigen zu Verstimmung. Wenn sie verstimmt sind, dann kümmern sie sich um niemand und nichts. Ihre schlechte Laune kann plötzlich umschlagen. Alles ist für sie ganz weiß oder ganz schwarz. Doch ist das Leben nicht so farbenreich wie der Regenbogen?
— Das ist wahr, und Sie haben eine treffliche Beschreibung von Charakterzügen gegeben, die wir bei Neurotikern

finden. Ganz allgemein kann man wohl sagen, daß sie sich nicht so sachlich benehmen, wie man es von einem Menschen erwarten könnte. Sie machen es einem schwer, freundliche Beziehungen mit ihnen aufzunehmen. Doch finden wir auch, daß sie sehr einnehmend sein können, wenn nämlich alles nach ihren Wünschen geht. — Meinen Sie, daß Neurotiker kranke Menschen sind?
— Vielleicht. Viele sprechen und schreiben heute über Neurose als eine Krankheit. Sie fordern psychiatrische Behandlung auch für Verbrecher. Ich bezweifle jedoch, daß das befremdende Verhalten von Neurotikern wirklich eine Krankheit ist. Ich halte diese Leute einfach für kindisch, für unerzogen. Kann neurotisches Verhalten nicht auf falscher Erziehung beruhen?
— Das ist eine ungewöhnliche Auffassung, doch mag sie nicht falsch sein. Spitzfindige Zeitgenossen werden Ihnen jedoch sagen, daß Sie keine Kenntnis der klassischen Psychiatrie haben. Diese klugen Leute werden mit Ihrem gesunden Menschenverstand nicht zufrieden sein.
— Ist das Spott? ... Ich habe von neurotischen Zwangshandlungen und von einem nervösen Magen gehört. Was ist eigentlich der Unterschied zwischen „*neurotisch*" und „*nervös*"?
— Beide Wörter besagen ziemlich dasselbe. „Nervös" ist ein sozusagen neutrales harmloses Wort. Ich erinnere mich an eine Frau, die sich interessant und erhöht fühlte, wenn sie sagte: „Ich bin hochgradig nervös..." Sie hätte sich nicht als „neurotisch" bezeichnen mögen.
— Ich weiß, daß „nervös" mit „Nerven" zu tun hat und daß die Nerven Körperteile sind wie Muskeln, Herz, Lunge usw.
— Gewiß, und die Nervenfasern leiten Sinneseindrücke von allen Teilen des Körpers zum Gehirn. Der Mensch

bildet dann Gefühle, Gedanken, Bewegungen. — Das Wort „Nerv" kommt vom Lateinischen *nervus*. Die Griechen nannten eine solche Faser *neuron*. Doch beruht nervös oder neurotisch sein nicht notwendigerweise darauf, daß die Nerven nicht gesund sind. Man kann vielmehr annehmen, daß die Haltung des ganzen Menschen zum Leben ihn nervös oder neurotisch macht. Ein Neurotiker kann sehr gesunde Nerven haben.
— Das hätte ich nicht gedacht.
— Die Nerven können natürlich krank sein, wie jeder andere Körperteil. Sie können entzündet; können auch zerrissen oder überladen sein. Der Neurologe ist der Arzt, der besonders mit den Nerven Bescheid weiß. Er wird eine echte Nervenkrankheit ebenso sachgemäß behandeln, wie ein anderer Facharzt die Krankheit der inneren Organe, der Kinder oder der Frauen fachmännisch betreut.
— Könnte der Nervenarzt auch die Verrücktheit eines Neurotikers heilen?
— Das hängt davon ab, ob sein Fach nur die Neurologie oder auch die Psychotherapie umfaßt. Der Psychotherapeut gibt seinen Patienten eine andere als eine medizinische Behandlung. Und nebenbei bemerkt, kommt das Wort „medizinisch" vom lateinischen *medicus* für Arzt.
— Und was macht der Chirurg?
— Das ist ein Fachmann, der mit dem Messer umzugehen weiß, weshalb er auch Wundarzt genannt wurde. Er gibt dem Kranken nicht nur Medikamente, d. h. Heilstoffe, welche eine Krankheit fernhalten oder entfernen können. Er operiert ein krankes Organ, manchmal auch Nerven und Gehirn. Echte Nerven- oder Gehirnerkrankungen können, wie andere Erkrankungen auch, das seelische Gleichgewicht eines Menschen stören. Dasselbe

bewirken für kürzere oder längere Zeit auch Rauschgifte und Alkohol.
— Ich denke an das Wort von *Nietzsche*, daß der Mensch sich durch Alkohol auf eine Kulturstufe zurückbringt, welche die Menschheit schon hinter sich gelassen hat.
— Dem wird jeder denkende Mensch zustimmen. Aber halten wir fest, daß eine Neurose, d. h. ein dauerndes starkes sehr unsachliches Verhalten keine Nerven- oder Gehirnkrankheit ist; doch wird ein Psychotherapeut körperliche Erkrankungen in Betracht ziehen, wenn er eine Behandlung unternimmt.
— Und wie steht es mit dem „nervösen Herzen", der „Magenneurose"?
— Diese Ausdrücke bedeuten, daß ein als nervös bezeichneter Körperteil wohl in Ordnung ist, doch nicht ordentlich arbeitet.
— Eine Freundin erzählte mir, der Arzt habe gesagt, ihre Magenschmerzen seien „nur nervös". Müßte sie dann einen Psychiater aufsuchen?
— *„Psychiater"* kommt von einem griechischen Wort, das *„Seelenarzt"* heißt. Dieses schöne deutsche Wort wird aber ebenso selten gebraucht, wie *„Seelenkunde"*, wofür das griechische Wort *„Psychologie"* gang und gäbe wurde.
— Ich habe oft gefunden, daß einem Fremdwörter wissenschaftlicher und eindrucksvoller vorkommen — doch sind sie manchmal auch beängstigend...
— Gewiß. Ein Psychiater nun kann gleichzeitig Facharzt für Nerven und Gehirn sein, also Neurologe. Er hat es aber vor allem mit schweren Leiden und Verhaltensstörungen zu tun, die mit oft wirklich beängstigenden Fremdwörtern bezeichnet werden wie: Psychose, Schizophrenie, Paranoia, manisch-depressives Irresein usw. Es

mag scheinen, daß sie nur gradweise von dem üblichen Neurotischsein verschieden sind, doch wollen wir darauf nicht eingehen.
— So kann man also von einem Allgemeinmediziner nicht erwarten, daß er einen Neurotiker heilt?
— Es wäre schön, wenn er dazu die Zeit und die Fähigkeit hätte. Der gute alte Hausarzt sorgte oftmals durch seine bloße Mitmenschlichkeit auch für das seelische Gleichgewicht der betreuten Familie. Nun ist auch im Ärzteberuf die Spezialisierung, die Verfachlichung, weit fortgeschritten; und Fachärzte vergessen oft, im Patienten den ganzen leidenden Menschen zu sehen, der als neurotisch bezeichnet wird.
— Da hörte ich neulich von „psychosomatischer Medizin". Was ist das?
— Man kann sagen, daß dies eine vielversprechende Bewegung in der Heilkunst unserer Tage ist. Ärzte, die ihr zugetan sind, untersuchen nicht nur ein krankes Organ oder Organsystem, sondern erfassen den Körper in seiner Gesamtheit. *Soma* ist das griechische Wort für „Leib". Psychosomatiker schließen bei einer Diagnose (der Benennung einer Krankheit) die gesellschaftliche Lage des Leidenden ein, seine Stellung in der Familie, im Beruf und dergleichen. Körperliche Leiden können in schwierigen Lebensumständen auftauchen und mit ihnen wieder verschwinden.
— Es kann also hinter einer Krankheit eine seelische Bedrückung stecken?
— Ja, ein Magengeschwür kann durch fortgesetzten Druck herbeigeführt werden, unter dem jemand, z. B. ein Geschäftsmann, steht. Ohne selber darüber klar zu sein, reagiert er auf nicht mehr erträglichen äußeren und inneren Druck, auf *Streß*, damit, daß dieses oder jenes

Organ, das vielleicht von Geburt her schwach ist, in Unordnung gerät. Letzten Endes bricht der Leidende auch als Mitmensch zusammen... Er muß als solcher verstanden und behandelt werden.

— Das tut immer mehr Menschen Not in unserer raschlebigen Zeit. Müssen wir nicht immer schneller zahlreichere und schwierigere Entscheidungen fällen und einem Überangebot von Dingen widerstehen, die wir nicht benötigen?

— Menschen, die unter diesen Bedingungen psychosomatisch erkranken, sind oft trotz aller Betriebsamkeit vereinsamt, sind im Zweifel über ihre Stellung und Rolle in der Gesellschaft. Die Meinung, die sie von sich haben, und ihre Erwartungen vom Leben, haben Einfluß auf ihr körperliches und geistiges Wohlsein. Übertriebener Ehrgeiz kann krank machen.

— Ich erinnere mich mit bitterem Lächeln an den Brief, in dem mir ein Freund in Berlin schrieb, viele Menschen in seiner Umgebung seien auf der Suche nach jemand, der klug genug ist, um die richtige Pille für sie zu verschreiben. Diese Pille soll sie von allem Übel erlösen, da Gebete, Astrologie und ähnliches ihnen nicht hatten helfen können. Wie können Menschen nur so beschränkt sein!

— Haben Sie nicht auch nach *Elvis Presleys* Tod gelesen, daß dieses Götzenbild unserer Tage alle nur erdenklichen Pillen nahm? Pillen, um einzuschlafen und Pillen, um nicht einzuschlafen, um Verstopfung und um Durchfall loszuwerden, um braun zu werden, keinen Körpergeruch zu haben...

— Wer von seinen Bewunderern hätte das bei seinen Lebzeiten gedacht!

— Bedenken Sie, was Sie schon vorhin andeuteten, daß unsere überindustrialisierte Gesellschaft der Bevölkerung

eine schnell wachsende Zahl von Gegenständen aller Art anbietet, von neuen Theorien, sensationellen Büchern, geisttötenden Zeitschriften, Vergnügungen ausgeklügeltster Art und von wundersamen Heilmitteln ...,
— ... deren Hersteller zwecks Gewinnerhöhung wohlgeplante Werbefeldzüge durchführen ...
— Dieses Überangebot verwirrt eine wachsende Zahl von unsicheren Menschen. Sie verlernen mehr und mehr, sich kritisch und sachlich zu verhalten, unabhängig und mit Gemeinsinn zu denken und zu handeln, und ohne Reue gemeinsam mit anderen zufrieden, glücklich und gesund zu sein. Der Glaube an Gott, an die Feudalherren, an die Fürsten oder die politischen Führer ist verschüttet und Chemie und Technik sitzen nun auf dem Thron.
— Manchmal kommt mir all das wirklich schrecklich vor... Und sollte man es glauben: Eine meiner Freundinnen, die unter lang anhaltenden schweren Depressionen gelitten hatte, war mit Elektroschock behandelt worden. Als sie aus dem Krankenhaus entlassen wurde, empfahl ihr der Psychiater, ein kleines Buch zu lesen, das den Titel hat: „Wie ich meine Nerven beruhigen kann." Ich weiß nicht, ob sie seinen Ratschlag befolgte, ich weiß nur, daß sie ein Jahr später einer weiteren Schockbehandlung unterzogen wurde. Ist es nun richtig, wenn ich zu der Ansicht gekommen bin, daß Schocks, Drogen und Bücher der Wald-und-Wiesen-Psychologie einen kranken Geist nicht heilen können?
— „Einen kranken Geist" sagen Sie noch immer? Ist es Ihnen noch nicht eingegangen, daß ein „kranker" Geist, oder eine „seelische" Krankheit falsche Vergleiche sind mit einer körperlichen Erscheinung, die zu Recht als Krankheit bezeichnet wird? Jeder Mensch kann ohne sein Zutun von einer Krankheit befallen werden. Doch

„krank" ist ein hinkender Vergleich für ein unzulängliches oder störendes Verhalten, das keine körperliche Ursache hat, sondern Ausdruck einer irrtümlichen Einstellung zum Leben ist.
— Worin besteht dieser Irrtum?
— Anstatt im geselligen Umgang angenehm und hilfsbereit zu sein, stören diese Leute ihre Mitmenschen durch alle möglichen Symptome, die sie selber hervorbringen: sie stottern, sind deprimiert, geschlechtskalt oder besessen, unterliegen Zwangsgedanken und -handlungen, können sich nicht entscheiden, haben Angst vor Neuem oder, im Gegenteil, sind neuigkeitssüchtig. Wie wirklich kranken Menschen verschaffen ihnen diese „Krankheits"zeichen Schonung und Nachsicht. Sie haben dabei kein schlechtes Gewissen. Nicht ihr Geist ist krank. Der ganze Mensch verhält sich neurotisch.
— Soll man sie nicht bedauern?
— Bedauern hilft ihnen nichts. Sie sind eine Bürde für ihre Umgebung, die das angeblich kranke Verhalten nicht versteht, und es mit dem Wort „neurotisch" abtut. Die einen wie die anderen sind blind für die Einsicht, daß volle Gesundheit eines jeden nur im Rahmen von fruchtbarer Zusammenarbeit und gegenseitiger Achtung aller erhalten und gewonnen werden kann.
— Ist diese Weisheit nicht so alt wie die Bibel?
— Sicher; doch wurde sie vergessen oder blieb am Rande des Bewußtseins der Menschen. Sie wurde nicht der Beweggrund ihres Verhaltens.
— Und viele haben vielmehr, wie Sie sagten, eine Sucht nach Neuem...
— Wir sahen schon, daß geschäftstüchtige Leute dieser Sucht — die sie durch Werbefeldzüge fördern — entgegenkommen. Sie bieten an: elektrische und chemische

Behandlungen, Kaltwasser- und Ruhekuren, Meditation, Yoga, Hypnose, wer weiß was sonst noch. Meinen Sie, daß diese Mittel die Haltung eines Neurotikers zum Leben ändern können?
— Wohl kaum...
— Sie können manchmal für kurze Zeit Einfluß auf den Neurotiker haben; und der muß nicht immer gut sein, tragen sie doch später oft zu weiterer Entmutigung bei.
— Moralpredigten und Prügeln durch Eltern und Lehrer ändern ja auch das schlechte Benehmen von Kindern kaum zum Besseren.
— In der Tat: alle physischen, chemischen, mechanischen oder spiritualistischen Methoden helfen dem Leidenden nicht, das Leben und seine Anforderungen herzhaft zu bejahen. Und kommt es letztlich nicht auf diese positive Haltung an?
— Sicher. Aber wie kann man Neurotiker dazu bringen, ihre ungemeinschaftliche oder gemeinschaftsfeindliche Haltung abzuändern?
— Meine Antwort auf Ihre Frage mag Ihnen zu allgemein erscheinen. Neurotisches Verhalten ist nicht eine einfache Erscheinung, für die es nur eine Ursache und ein Heilmittel gibt. Sie haben selber sehr vereinfacht, als Sie zutreffend sagten, neurotisches Verhalten sei kindisch, sei das Ergebnis einer unzulänglichen Erziehung. So werden Sie mich verstehen, wenn ich sage, daß diesen Menschen nur eine Umerziehung wirklich helfen kann.
— Das wäre wohl logisch, aber...
— Sehen Sie; ein Kind, das für das Zusammenleben mit anderen erzogen worden ist, das durch Teilnahme und Mithilfe am Familienleben Verantwortung für sich und andere zu übernehmen geübt hat, wird auch später nicht davonlaufen; es wird vielmehr seine Schwierigkeiten

meistern. Dabei wird es ein nützlicher Bürger eines demokratischen Staates. Auch in der Welt des Wissens, der Kunst, der Musik, der Philosophie wird es kein Fremder bleiben.
— In dieser Sicht sind wir wohl alle schlecht erzogen ...
— Außerdem wird das Problem, wie wir schon sahen, immer schwieriger mit dem Wachsen der Zahl selbständiger Völker auf Erden, die mehr und mehr aufeinander angewiesen sind. Alle Träume von Raumfahrten nach anderen Planeten ändern nichts an der Tatsache, daß allein diese Erdkruste das Heimatland der Menschheit ist.
— Das bedeutet dann wohl: rechte Erziehung für alle Kinder und einsichtsvolle Umerziehung derer, die noch keine Vollmenschen geworden sind. Könnten nicht die Ärzte dabei helfen?
— Wir haben schon gesehen, daß manche einen Patienten, der an Herzschmerzen leidet, aber tatsächlich nicht herzkrank ist, mit dem Hinweis verabschieden, das sei „nur nervös". Man kann vom praktischen Arzt nicht die Umerziehung von Nervösen erwarten. Er hat jedoch, oft ohne es zu wissen, auf Patienten einen guten oder schlechten Einfluß. Der Arzt kann den Leidenden ermutigen, das Rechte für seine Gesundung zu tun und so vermeiden, daß falscher Pessimismus aufkommt. Aber gutgemeinte Worte der Ermutigung können vergebens sein, wenn sie nicht den Umständen des Leidenden entsprechen. Sie können zu allgemein sein und so dem Patienten nicht zeigen, daß er als Mensch verstanden und geschätzt wird.
— Gibt es Spezialisten für Ermutigung?
— Wir sagten doch schon, daß dies die Psychotherapeuten sind, die „Seelenheiler", die nicht nur die Fehlhaltung

des Leidenden dem Leben gegenüber aufdecken, sondern ihn auch ermutigen und trainieren, die Lebensaufgaben erfolgreicher anzupacken. Wenn sie dies tun, dann sind sie nicht nur Tröster und Deuter, sondern Umerzieher.
— Was ist nun eigentlich ein „Nervenzusammenbruch"?
— Dieser volkstümliche Ausdruck spiegelt die Tatsache wider, daß viele Menschen nicht zwischen einem Mechanismus und einem Organismus deutlich unterscheiden. Ein Pkw, das Ergebnis menschlichen Erfindergeistes auf dem Gebiete der Technik, kann „zusammenbrechen", womit wir meinen, daß eine Störung des Motors eingetreten ist. Der Automechaniker wird die Ursache herausfinden und beheben. Von einem „Nervenzusammenbruch" zu sprechen ist ein ebenso falscher Vergleich, wie die Bezeichnung „seelische Krankheit". Solche nichtssagenden Vergleiche verdecken den wirklichen Zustand des Leidenden, der keine Maschine, sondern ein vernunftbegabter Organismus ist. Der Mensch kann seine Intelligenz, seine geistige Regsamkeit, auf verschiedene Art verwenden: um wirkliche Probleme richtig zu lösen, oder um neurotische Symptome zu erzeugen, die faule Ausreden für sein Versagen im Leben sind.
— Das haben Sie sehr scharf ausgedrückt.
— Und woher kommt der Irrtum? Können Sie es sich denken?
— Nun, die Bewegung einer Maschine kann man ziemlich leicht erfassen — aber die Bewegungen eines Menschen, seine Verhaltensweisen, sind schwerer zu verstehen. Das verführte wohl manche Wissenschaftler dazu, den Menschen als Maschine zu betrachten. Auch das beliebte Vergleichen menschlichen Verhaltens mit dem der Tiere ist unzulänglich. Aber unser Körper ist doch der eines höheren Tieres?

— Gewiß, doch ein Tier kann weder lachen noch neurotisch werden. (Allerdings ist es experimentellen Psychologen gelungen, einen Hund neurotisch zu machen.)
— Sind Sie denn gegen Tierexperimente?
— Nein. Sie mögen in manchen Fällen nützlich sein für das Verstehen des Menschen oder das Erproben von Heilmitteln. Es ist auch amüsant, zwei Tauben zuzusehen, die dazu gebracht worden sind, miteinander Tischtennis zu spielen. Das hilft uns jedoch nicht, Menschen besser zu verstehen und sie würdiger und angemessener zu behandeln. Wir haben die Einsicht, daß Menschen sich persönliche Ziele setzen und sie folgerichtig erreichen können.
— Wir haben doch Instinkte wie die Tiere?
— Die haben wir; doch kaum so viele, wie manche Forscher annehmen. Und wir können die echten Instinkte in gewissem Maße meistern. <u>Der „Aggressionstrieb" ist kein ursprünglicher Instinkt; er ist etwas, das sich aus dem Zusammenleben der Menschen ergibt.</u> Hunger und Liebe sind Instinkte; deren körperliche Grundlage ist offenbar. Doch können wir den Hunger lange Zeit ausschalten, wenn wir z. B. mit Hungerstreik gegen eine Ungerechtigkeit auftreten. Können wir nicht auch unseren Geschlechtsdrang veredeln und auf seiner Grundlage eine schöne menschliche Liebesbeziehung aufbauen? Es wird zumeist zugegeben, daß wir eine gewisse Freiheit in der Wahl unseres Verhaltens haben. Wir wissen nun auch, daß wir dabei einen Zweck, ein Ziel verfolgen, wie es uns zusagt, auch wenn diese Wahl nicht bewußt getroffen wird.
— Wie das?
— Man hatte als unerfahrenes Kind eine von zwei möglichen Zielen für seine Entwicklung gewählt: das selbst-

herrliche Ich oder das beglückende Wir. Das geschah ganz unreflektiert, unbewußt, ohne Worte, in Anlehnung an die frühesten Eindrücke und Erlebnisse. Dieses nun festgehaltene Leitziel führt zu gesellschaftlicher Tüchtigkeit oder zu ichhaftem neurotischen Verhalten. Der Neurotiker denkt und handelt ohne Gewissensbisse ungemeinschaftlich, weil das seinem unbewußten Ziel entspricht. Auch der Gesetzesverächter unterliegt einem Irrtum in der Zielwahl. Er glaubt sein Ich am besten durchzusetzen, wenn er Haltungen übt wie Täuschen, Lügen, Stehlen, Erpressen, Morden. Er denkt und handelt gemeinschaftsfeindlich. Wir glauben nun, daß eine wohlbedachte Umerziehung erreichen kann: den Lebensweg des Irrenden vom Ziel des Ich auf das Wir umzuleiten. Die Individualpsychologen nennen das „Umfinalisierung". Wenn wir verstanden haben, daß das Grundgesetz rechten Menschenlebens Zusammenarbeit und gegenseitige Hilfe ist, dann sind wir alle, Sie wie ich, verpflichtet, dem irrenden Nächsten für seine Umerziehung Hilfe zu leisten.

— Ob ich diese Verpflichtung richtig verstehe und aus vollem Herzen annehmen kann, weiß ich noch nicht... Jetzt möchte ich nur sagen, was ich aus unserer Unterhaltung gelernt zu haben glaube. Wenn ich mit einem Neurotiker auskommen will, dann darf ich nicht annehmen, daß sein unangenehmes Verhalten auf einer Krankheit beruht, die eine bestimmte Ursache hat. Medizinische Behandlung und Pillen können neurotisches Verhalten nicht abwenden. Ein Neurotiker, der nicht körperlich krank ist, kann auch nicht durch irgendwelche Manipulationen geändert werden. Ich tue besser daran, wenn ich den Neurotiker als einzigartige Person im bestimmten Zusammenhang seines Lebens zu ver-

stehen suche. Er hat nicht von klein auf gelernt, Schwierigkeiten mutig zu überwinden und all die Eigenschaften und Geschicklichkeiten zu üben, die den angenehmen Mitmenschen ausmachen. Umerziehung! Ja, da liegt der Hase im Pfeffer...
— Dieser Aufgabe werden wir später näherkommen. Ich freue mich zu sehen, wie gut Sie unser Gespräch aufgenommen und wiedergegeben haben.
— Ich weiß, daß ich nicht dumm bin und einen ziemlich ausgeglichenen Charakter entwickelt habe; doch mit einem Neurotiker nicht nur gut auskommen, sondern zu seiner Umerziehung beitragen — das ist eine harte Nuß...

ZWEITES ZWIEGESPRÄCH

Neurotiker sind zu verstehen

— Wollen wir heute Nüsse knacken? Natürlich wollen wir nicht so nebenbei die Aufgaben eines Psychotherapeuten auf uns nehmen. Aber einen Neurotiker wirklich verstehen kann jeden von uns befähigen, ihn wenigstens nicht auf seinem Irrweg durchs Leben zu bestärken.
— Ich würde gern mit Ihnen über meine Freundin Grete sprechen. Ich nannte sie als Beispiel einer Neurotikerin. Sie hat manchmal, was sie „Herzanfälle" nennt. Und es geschah mit ihr, was wir schon in der vorangehenden Besprechung erwähnten: Der Arzt sagte ihr nach genauer Untersuchung, ihr Herz sei völlig gesund. Sie sei nur nervös und solle sich nicht aufregen.
— Wir haben da wahrscheinlich einen Fall von dem besprochenen psychosomatischen Leiden. Sie erinnern mich mit Ihrer Freundin an einen englischen Roman, den ich lese. Hier habe ich ihn. Darf ich eine Stelle daraus vorlesen?
— Ich höre Ihnen gern zu.
— Henry hat 20 Jahre lang im ertragreichen Betrieb seines Vaters gearbeitet, der in vielen Zweigstellen billigen Plunder absetzt. Jetzt hat sich der Sohn aus dem Geschäft zurückgezogen und erzählt: „Das Schlimmste war, mein Vater hatte mir zuerst eine gute Erziehung zuteil werden lassen. Nicht an der Universität — das konnte er sich damals noch nicht leisten; doch war mein Vater auf Bildung erpicht. Er gab mir Geschmack an Qualität

— und dann umgab er mich zwanzig Jahre lang mit Dreck, ohne daß er dabei etwas nicht in Ordnung fand. Dreimal versuchte ich, aus diesem Betrieb herauszukommen — und dreimal hatte er einen Herzanfall. Wirkliche Herzanfälle. Ich weiß nicht, wie er es machte. Sobald ich mein Weggehen aufgab, wurde er wieder gesund. Er ist ein verschlagener Kerl, mein Vater..."
Nun sagt Henrys Freund:
„Ich habe gehört, daß Mütter solch ein Spiel mit ihrem Kind treiben; niemals Väter."
Der Erzähler fährt nun fort: „Es hat nichts mit dem Geschlecht zu tun. Verwitwete Mütter tun das ihrem einzigen Sohn oder ihrer einzigen Tochter an, und verwitwete Väter auch." (1) —
Diese Romanstelle zeigt klar die Tatsache, daß ein nervöser Herzanfall, wie jedes neurotische Symptom, keine körperliche Ursache hat, sondern ein verborgenes Ziel. Wenn jemand in unglücklichen Umständen und unter starkem Druck lebt, dann kann er, wie wir schon sagten, solche Störungen hervorrufen. Das muß ihm unbegreiflich sein und muß unbegriffen bleiben, denn diese Symptome dienen einem ichhaften Zweck, den er nicht zugeben würde. Henrys Vater war kein Simulant, doch offenbar ein verhüllter Diktator. Die anderen verstehen den Zusammenhang meist auch nicht.

— Henrys Vater handelte wirklich unklug, den Sohn auf diese Weise bei einer ihm widerlichen Arbeit festzuhalten. Es scheint da eine kulturelle Kluft zwischen Vater und Sohn vorzuliegen, über die hinweg sie sich nicht verstehen können, auch wenn Henry vielleicht versucht hätte, eine klärende Aussprache zustande zu bringen.
— Was nun Grete anlangt, so kann man nur froh sein, daß sie keinem Herzschlag erlag. Das geschah mit meinem

Lehrer *Alfred Adler*, der 1937 in Aberdeen auf der Straße zusammenbrach, als er auf dem Wege zu einem Vortrag war. Er starb sofort...
— Wie Henrys Vater, so sieht auch Grete ihre Herzanfälle nicht im Zusammenhang und als Mittel zu einem versteckten Zweck. Wie wäre ihr zu helfen?
— Ihr und ihrem Mann? Eine allgemeine Antwort haben wir schon ausgesprochen.
— So?
— Sind wir nicht zu der Auffassung gekommen, daß Neurotiker eine Umerziehung nötig haben? Diese führt, wenn sie gut ist, zu einer nie endenden Selbsterziehung. Lassen Sie es mich noch einmal sagen: „Organneurosen" wie auch andere neurotische Symptome beruhen auf einer falschen Haltung des Leidenden zum Leben. Wir beobachten die zwischenmenschlichen Beziehungen und fragen uns: wer will wen übers Ohr hauen?
— Das klingt unerwartet unwissenschaftlich, doch verstehe ich, was Sie meinen.
— Hier ist ein anderes einfaches Beispiel. Kürzlich erzählte mir eine Mutter, daß ihr kleiner Sohn des nachts oftmals schwer atmend zu ihr ins Bett gekommen sei und daß sie ihn bemitleidet hätte. Die Vermutung der Eltern, es könne Asthma vorliegen, wurde vom Arzt entkräftet. Neulich nun speiste die Mutter den Jungen mit den Worten ab: „Geh in dein Bett zurück; ich will jetzt ungestört schlafen." Sie gab seinem Wunsch, sie auch nachts für sich zu haben, nicht mehr nach. Das Kind muß wohl empfunden haben, daß ihr die Worte ernst waren, denn es kam nicht wieder zu ihr. Natürlich kann man eine solche Behandlung nicht allgemein als Mittel empfehlen, um Schein-Asthma abzuwehren. Es mag eine angeborene Schwäche der Atmungsorgane vorliegen, die dem

nervösen Symptom Vorschub leisten. Ein Asthmaanfall, wie auch ein anderes neurotisches Zeichen, kann z. B. auch dazu dienen, eine gefürchtete Begegnung fernzuhalten; eine Entschuldigung für irgend einen Mißerfolg abzugeben; die Umgebung in Aufregung zu halten und sich wichtig zu fühlen.
— Wenn ein Kind einen Wutanfall bekommt, um seinen Willen durchzusetzen, dann ...
— ... ist es sofort still, sobald man es allein läßt und sich freundlich zurückzieht. Wenn sein Theater keine Zuschauer mehr hat, dann hört es sofort auf. Das Sich-Zurückziehen ist aber kein Trick, den man unüberlegt immer und überall anwenden kann.
— Ich verstehe nun besser, was Sie mit der falschen Haltung des Neurotikers zum Leben meinen. Ist der Betreffende sich bewußt, daß er sich neurotisch benimmt, um einen ungebührlichen Vorteil zu erlangen?
— Gewiß nicht; sonst wäre er ja, wie ich schon bemerkte, ein Simulant, ein bewußter Täuscher, ein Falschspieler. Sein unbewußtes Verhalten ist dann am „erfolgreichsten", wenn weder er noch der Gegenspieler um den versteckten Zweck weiß.
— Ich muß lachen, weil ich mich eben daran erinnere, daß ich als Schülerin leicht Nasenbluten bekam; manchmal, wenn ich mich heftig schnaubte, manchmal, wenn ich mich unabsichtlich an die Nase stieß. Ich denke nun auch daran, daß, wenn mein Vater Nasenbluten bekam, das ganze Haus in Aufregung geriet. Bei ihm wie bei mir war wohl eine schwache Stelle in der Haut des Nasenloches vorhanden. Wenn meine Nase während der Schulstunde „anfing" zu bluten, dann schickte mich der Lehrer zum Abwaschen hinaus, und ich konnte einer langweiligen Stunde zeitweise entgehen. Die anderen sahen mir

fast neidisch nach. Jetzt sehe ich ein, daß ich das neurotische Herumspielen an meiner Nase nicht verstehen durfte, denn ich galt als Musterkind. Ich wäre wohl wütend geworden, hätte mir jemand gesagt, ich hätte das Nasenbluten absichtlich hervorgebracht.
— Sie hätten das damals weder verstehen wollen noch können.
— Ich empfinde nun zum ersten Mal, wie verborgene Ziele unser Verhalten bestimmen mögen.
— Es werden Ihnen vielleicht noch andere Erinnerungen kommen, die Sie nun sachlich beurteilen können. — Grete und Hans verstoßen offenbar gegen den Grundsatz der Sachlichkeit.
— Können Sie mir das klarer machen?
— Die biblischen Religionen sprechen von „Nächstenliebe". Die Goldene Regel des Weisen von Nazareth lautet in *Luthers* Worten: „Und wie ihr wollt, daß euch die Leute tun sollen, also tut ihnen gleich auch ihr." Der kategorische Imperativ des Aufklärungsphilosophen *Kant* besagt dasselbe. Wir können sagen, daß dieses Gebot, diese Regel, dieses Gesetz als Grundlage sachlichen Lebens eine alte Weisheit ist. Sie verlangt von den Menschen gegenseitige Achtung und Hilfe. Nur so können Lebensschwierigkeiten vermieden oder, wenn vorhanden, überwunden werden. Man könnte es auch das Gesetz demokratischen Zusammenlebens nennen.
— Ist es dasselbe wie „Solidarität"?
— Das kann man sagen.
— Wie sähe seine Anwendung auf die Kinder aus, die wir davor bewahren wollen, eines Tages Neurotiker zu sein?
— Das Kleinkind, das von seinen Eltern weder respektlos manipuliert wird wie eine Puppe, noch verzärtelt oder

verweichlicht wie ein Schoßhund, lernt bald, nach diesem Gesetz zu leben.
— Und das ist kein Instinkt?
— Nein, doch hat jeder von Geburt an die Möglichkeit, die Potenz, zur Solidarität, zum Gemeinschaftsgefühl. Das Kind mag sich niemals dieses Gesetzes bewußt werden, mag es nicht in Worte fassen können; jedoch wenn sein sich entwickelndes Gemeinschaftsgefühl nicht durch falsche Erziehung verschüttet wurde und sich im freundlichen Zusammenleben mit den Menschen der Umgebung entfalten und verstärken konnte, dann bleibt dieser Mensch frei von eitlem Ehrgeiz und feindlicher Ungeduld. Niemand wird ihn als neurotisch empfinden.
— Aber nochmals, wer kann denn denen helfen, die diesem Grundgesetz zuwiderhandeln?
— Haben wir diese Frage nicht schon das vorige Mal beantwortet?
— Sie sagten, Haus- und wohl auch Kassenärzte können das nicht tun, und altmodische Psychiater machen es oft nicht zu ihrer Aufgabe. Sie erwähnten die Psychotherapeuten als Fachleute dafür — aber wer geht schon gern zu einem Seelenheiler?
— Und habe ich nicht auch Sie und mich genannt? Würden wir Neurotikern nicht lieber helfen, als sie zurückzustoßen? Sie nannten das Wort „Solidarität". Es bedeutet — nicht wahr? — einer für alle, alle für einen. Menschliche Solidarität verlangt von uns, daß wir das Feld unseres Wissens und Verstehens ebenso erweitern wie das unserer Bewußtheit und unseres Tuns. Wenn uns die Auswirkungen unseres Tuns unbewußt und unverstanden bleiben, dann werden wir oftmals das neurotische Verhalten von Menschen unserer Umgebung bekräftigen, ohne das zu beabsichtigen.

— Im Gegensatz zu dem Brudermörder Kain sollten wir also unseres Bruders Hüter sein...
— In unseren Tagen erlischt oft die Solidarität mit dem Menschenbruder, wenn er Landes- oder Klassenfeind, Rasseverräter, Ketzer, Verbrecher, Psychotiker oder Neurotiker genannt werden kann. Doch können wir nicht anders, als zu versuchen, auf unserer beschränkten Erdkruste mit allen auszukommen.
— Halt! Machen Sie mir bitte klar, was der Unterschied zwischen Neurotiker und Psychotiker ist. Sind das zwei ganz verschiedene Arten von Verrückten?
— Doch was ist nun mit Grete und Hans geworden, deren neurotisches Zueinander wir untersuchen wollten?
— Das können wir für später lassen. Ich möchte wirklich gern den Unterschied zwischen einem *Neurotiker* und einem *Psychotiker* verstehen.
— Wie Sie wollen! — Vielleicht kann ich das am besten mit dem Begriff der „Fiktion" klarmachen. Der Henry, den ich in unsere Unterhaltung hereinzog, ist als Romanfigur keine Wirklichkeit, sondern eine Fiktion. Das unterscheidet Dichtung und Lebensbeschreibung, welch letztere das Leben eines wirklichen Menschen mehr oder weniger genau darstellen möchte.
— Weshalb unser weiser *Goethe* sein Buch „*Aus meinem Leben*" als „Wahrheit und Dichtung" bezeichnete.
— Stimmt. Auch unsere Träume sind Fiktionen: das böse Tier, das uns anfallen will; der fremde Mann, der uns unerwartet die Hand reicht, sie sind erträumt und keine Wirklichkeit, sondern Fiktionen. Auch im täglichen Leben kommen wir manchmal ohne Fiktionen, das heißt ohne ein „Als ob", oder „Wie wenn", nicht aus.
— Zum Beispiel?
— Wenn ich zu Ihnen spreche, kann ich Sie beobachten und

sehen, ob Sie mir folgen und mich verstehen, oder ob das nicht der Fall ist. Wenn ich zu einer Gruppe von zwanzig oder mehr Menschen spreche, dann weiß ich, daß einige nicht richtig zuhören werden; daß andere vielleicht unfähig sind, mich zu verstehen, weil sie geistesabwesend sind oder eine zu große Kluft zwischen uns besteht. Doch während ich spreche, muß ich so machen, „als ob" alle alles richtig verstehen. Könnte ich ohne diese Fiktion überhaupt einen Vortrag halten?
— Ist Fiktion dasselbe wie *Hypothese?*
— Nein, durchaus nicht. Zwar sind beide Annahmen, die wir machen; doch von einer Fiktion wissen wir, daß sie keine Wirklichkeit darstellt, sondern nur nützlich sein kann wie etwa das Gradnetz der Erde. Eine Hypothese dagegen ist eine vorläufige Annahme. Man glaubt, nach weiteren Untersuchungen und Versuchen beweisen zu können, daß sie die Wirklichkeit trifft und ein Gesetz darstellt.
— Ist es das, was wir im täglichen Leben „*raten*" nennen? Ich sehe auf zum heller werdenden Himmel und nehme an, es werde nicht regnen; doch später gibt es einen Regenguß. Ich hatte falsch geraten, oder meine Hypothese war eine falsche Annahme. Aber Sie wollten mir doch den Unterschied zwischen Neurotiker und Psychotiker erklären...
— Nun: Ein normaler Mensch kann zeitweise vergessen, daß seine Fiktion eine Fiktion ist. So muß ein Schauspieler, während er auf der Bühne Wilhelm Tell darstellt, vergessen, daß er in Wirklichkeit ein einfacher Bundesbürger ist. Vielleicht fährt er mit der Vorstellung in der U-Bahn nach Hause. Wenn er sich nun dabei wie ein König aufführt, dann mögen die Mitfahrer lächeln, denn sein Verhalten wäre neurotisch — wenn er es nicht

aus Spaß tut für Kollegen, die bei ihm sind. Ein Psychotiker dagegen nimmt eine Fiktion wörtlich. Er glaubt, daß er tatsächlich *Hitler* oder *Stalin*, der Reichskanzler, Christus oder der liebe Gott ist. Wenn man ihn im Irrenhaus nicht mit der Ehrfurcht anredet, die seinem Wahn entspricht, dann wird er wütend werden.
— Das erinnert mich an einen Witz, den ich nun richtig verstehe: Der Psychotiker glaubt, daß zwei und zwei fünf sei. Der Neurotiker weiß, daß es vier ist, aber er ärgert sich darüber.
— Das ist ein sehr belehrender Witz.
— Wenn ich einen eitlen Bekannten begrüße mit den Worten: „Willkommen, Eure Hoheit!", dann bin ich natürlich weder psychotisch noch neurotisch, sondern *ironisch*.
— Wobei, nebenbei bemerkt, zu überlegen wäre, ob die *Ironie* noch als gutmütiger Humor gelten kann, oder eine verletzende Entwertung des anderen darstellt.
— Dieses Unterschiedes bin ich mir nicht immer bewußt gewesen, wie ich jetzt zugeben muß... Also Schluß mit verletzender Ironie!
— Kommen wir nun zu dem Punkt, von dem Ihre Zwischenfrage uns ablenkte. — Als Mitmensch könnten Sie nicht glücklich sein, wenn Sie, wie ein Psychopath, d. h. ein Gesellschaftsfeind, ein Psychotiker oder ein Neurotiker die Menschen als Fremde ansähen, um die man sich nicht zu kümmern braucht.
— Natürlich nicht. Die biblische und philosophische Weisheit, und was Sie das Gesetz demokratischen Zusammenlebens nennen, entspricht einfach meinem gesunden Menschenverstand.
— Das ist schön und gut für Sie. Für uns Individualpsychologen beruht das Gesetz demokratischer Zusammenarbeit, das eine fast absolute Wahrheit ausdrückt, auf

wissenschaftlicher Beobachtung und Forschung. Daraus hat sich die Einsicht ergeben, daß wir neurotisch werden müssen, wenn wir uns zu Gegenmenschen entwickeln. Wir bleiben frei von neurotischen Charakterzügen, wenn wir gemeinschaftlich arbeiten, um die an Zahl und Schwierigkeit zunehmenden Probleme unseres Daseins menschlich zu lösen.

— Das Übel unserer Zeit wird oft in der sogenannten *Alienation* der Menschen gesehen, was wohl auf deutsch „Entfremdung" heißt.
— Ja. Der Philosoph *Hegel* wie der Soziologe oder Gesellschaftswissenschaftler *Marx* gebrauchten dieses gute deutsche Wort. Auch *Freud* sprach schlicht vom Über-Ich, das manche heutige Überwissenschaftler mit dem Fremdwort „Superego" bezeichnen . . .
— Alienation ist also das Gegenteil von Solidarität — wofür ich wohl besser Gemeinschaftsgefühl sagen würde, wenn es sich um eine ganz allgemein-menschliche Haltung handelt.
— Das ist richtig. *Adler* führte diesen Begriff in den zwanziger Jahren in seine Individualpsychologie ein.
— Haben nicht *Darwin* und sein Mit- und Gegenspieler *Kropotkin* gezeigt, daß es schon in höheren Tieren als Anlage vorhanden ist?
— Richtig; Sie kennen also das alt-ehrwürdige Buch dieses Gelehrten über die „Gegenseitige Hilfe". (2) Wir sagten schon, daß diese Anlage kein Instinkt ist, sondern eine Bereitschaft, die von frühester Kindheit an geübt werden kann. Unser Gemeinschaftsgefühl kann schließlich alle Menschen umfassen.
— Wir Menschen müssen also *Mitmenschen* werden.
— Und die Reifung zum Mitmenschen kann bis zum letzten Atemzug vor sich gehen. Ein bloßer Nebenmensch ist oft

in Gefahr, ein Neurotiker zu werden, und die, die sich für *Übermenschen* halten und auf andere als *Untermenschen* herabsehen, werden meist *Unmenschen*. Kommen wir also dazu, in diesem allgemeinen Licht den feurigen Wortstreit anzusehen, in dem Hans und Grete offenbar befangen sind.
— Ja, aber bitte erst bei unserem nächsten Gespräch, wenn ich das heute Besprochene verdaut habe.

DRITTES ZWIEGESPRÄCH

Siegen ohne zu kämpfen

— Betrachten wir also das Verhältnis Ihrer Freundin zu ihrem Mann genauer. Wir können erraten, daß Grete (so wie Henrys Vater und manche Witwen und Witwer, die ihr Kind mit Herzanfällen tyrannisieren), ihren Mann nicht respektiert, weil er anders ist als sie. Und er erkennt sie wohl auch nicht als freien Menschen an, der ein Recht hat auf die eigene Meinung, sei sie nun richtig oder falsch. Ist er ironisch?
— Ja, ziemlich oft.
— So könnte es sein, daß Grete in einer Diskussion nicht gelassen und lächelnd hinnehmen kann, daß sie vielleicht Unrecht hat. Sie rebelliert mit ihrem Herzen dagegen.
— Sollte das wirklich der Fall sein?
— Sie könnte auch mit ihren Fäusten weiterargumentieren, um das Gefühl des Unterlegenseins loszuwerden; oder mit den Füßen, indem sie davonläuft; oder mit einer Verstimmung, die den Mann gewissermaßen anklagt.
— Worin würde hier die Sachlichkeit bestehen? Vielleicht hat sie Recht und er Unrecht?
— Nun, man kann sich einigen, daß man bis auf weiteres nicht sagen kann, wer Recht hat. Dem sachlichen Menschen kommt es nicht darauf an, immer Recht zu haben. Er kann eine Auffassung als eine bloße Hypothese ertragen, die sich später als richtig oder falsch erweisen wird. Natürlich sind Gretes Herzschmerzen unangenehm, auch für Hans. Nun fühlt sie sich, da sie im

Wortkampf nicht Sieger sein konnte, groß als Dulderin, als Märtyrerin *ihrer* Wahrheit.
— Diese Deutung will mir noch nicht eingehen. In diesem Lichte habe ich einen Ehekrieg noch nicht gesehen.
— In der Hoffnung auf den Sieg nehmen alle Staaten oft hohe Kriegskosten in Kauf. Letzten Endes ist das immer ein schlechtes Geschäft. Auch in einem Ehekrieg würden beide Teile besser daran tun, sachlich zu bleiben und Glücksmöglichkeiten nicht unsinnig zu verschwenden. — Natürlich kann auch einer der beiden „um des lieben Friedens willen" sich zum Sklaven erniedrigen und zugestehen, daß der „Führer" immer Recht hat. Das löst aber nicht das Problem der mitmenschlichen Verständigung durch freie Aussprache.
— Leider haben meine hitzigen Freunde diese friedliche Haltung nicht.
— Noch nicht. Man kann einsehen lernen, daß Gegnerschaft nicht Feindschaft sein muß. — In unserer gewinnsüchtig und nationalistisch verrannten Welt werden auch Völkerkriege weiterhin auftreten. Die Wahrheit ist dabei gewöhnlich das erste Opfer. Der Völkerbund war seinerzeit und die Vereinigten Nationen sind heute noch zu schwach, um Kriege zu verhüten. Unter einzelnen Menschen dagegen kann eine geschickte dritte Person die Streithähne beruhigen. Man frage sie: wenn nun wirklich der eine im Unrecht ist — muß das eurem freundlichen Zusammenleben Abbruch tun? Wenn beide einsehen, daß es oft unwichtig ist, wer von Zweien Recht hat, dann zeigt sich, wie kindisch der Streit war und man beschließt, in Zukunft, mit Takt und Humor, Freundschaft statt Feindschaft walten zu lassen; und duldsam zu sein.
— Sie meinen also, daß jemand, der fürchtet, im Streit zu

unterliegen, zu neurotischem Verhalten greift, um sein Ansehen zu bewahren? Das beginnt dann wohl mit dem Erheben der Stimme, geht über zu Schreien, Schimpfen, Drohen, Weinen — und kann mit Herzanfällen enden, was kein Spaß mehr ist.
— Das wußten Sie doch sicher schon lange. Wenn wir solche Vorgänge als Menschenkenner beobachten, werden wir sie oft mehr komisch als tragisch finden, doch müssen wir sie ernst nehmen.
— Ich werde gut aufpassen und versuchen, die neurotischen Tricks zu durchschauen, die manche Menschen anwenden.
— Darf ich jedoch bitten, daß Sie das Ergebnis Ihrer Beobachtung für sich behalten. Ihre Annahme mag ein Irrtum sein, und etwa zu sagen: „Ihr seid beide neurotisch" würde den peinlichen Zustand nur verschlimmern.
— So soll man dazu schweigen?
— Das wäre der kleinste Fehler, den man machen kann.
— Oder einen Witz machen?
— Wenn er niemand verletzt. So erwähnte ich einmal, als ich bei einem streitsüchtigen Ehepaar zu Gast war, die Tatsache, daß eine Hand die andere wasche. Ich setzte hinzu, daß keine der beiden frage, welche von ihnen die schmutzigere sei, da es sich um die Sache des Sauberwerdens handle. Das Lächeln meiner Bekannten zeigte mir, daß sie mich und sich verstanden hatten. Sie lachten dann laut, als ich ihnen erzählte, einer meiner Bekannten habe neben dem Waschbecken im Bad zwei Handtücher hängen, eines für die linke und eines für die rechte Hand...
— Sie haben es mir nun restlos klar gemacht, daß wir uns als gleichwertig betrachten und gegenseitig helfen müssen. Und den ungläubigen Neurotikern ein gutes Beispiel dafür geben müssen.

— Gut gesagt. Darf ich auch nochmals sagen, daß gegenseitige Hilfe und Achtung nicht nur Rechthaberei und Herrschsucht ausschließen, sondern auch Nachgeben aus Schwäche und Verzärteln.
— Wenn ich nachdenke, muß ich sagen, daß Grete wohl ein von Haus aus verzärteltes Kind war. Sie mag sich daher durch Hansens Härte bedrückt fühlen. Ich glaube, er liebt sie, doch erwartet er auch Selbständigkeit von ihr. Aber was meinen Sie genau mit „*Verzärteln*"?
— Hier ist ein Beispiel. Ein kleiner Junge will sich auf einen hohen Stuhl setzen und bemüht sich, hinaufzusteigen. Ohne ihm Zeit zu lassen, seine Absicht zu verwirklichen, heben Sie ihn schnell hinauf. So mißachten Sie das Kind als selbständiges Wesen; nehmen ihm eine Möglichkeit des Übens und hemmen sein Hineinwachsen in die Welt der Großen. Wir müssen das Kind natürlich vor Gefahren bewahren, doch es auch Fehler machen und alles ausprobieren lassen. Erinnern Sie sich an die Worte *Goethes:* „Wenn du nicht irrst, kommst du nicht zu Verstand. Willst du entstehn, entsteh' auf eigne Hand!" Viele Menschen können nicht verstehen, daß jedes „Babyfizieren" für das Kind seelisches Gift ist.
— Wenn wir das Kind als Person anerkennen, dann werden wir uns also nicht in seine Angelegenheiten hineinmischen?
— Wir würden auch keine beängstigende Warnung aussprechen (Paß auf, daß du nicht fällst!), aber unauffällig in Hilfsstellung verbleiben.
— Grete liebt ihren Hans sehr, doch ist sie oft ihrer selbst nicht sicher. Ich habe sie ausrufen hören, daß sie Hans mehr liebe als sich selbst. Hans sagt gelegentlich lächelnd, daß er bedaure, „so eine Frau" zu haben. Dann ist sie gekränkt. Kümmert sie sich vielleicht zu viel um seine

Angelegenheiten, um das Gefühl zu gewinnen, daß sie für ihn wichtig ist? Und er hat das hilfreiche Getue nicht gern...
— Das mag dahinter stecken, wenn sie sagt, sie liebe ihn mehr als sich selbst. Manchmal mißbrauchen Menschen ihre Liebe zu einem anderen dazu, ihn zu beherrschen oder zu fesseln. Grete muß lernen, sich selbst nicht weniger zu lieben, als den Nächsten.
— Das kommt mir überraschend.
— Wieso? Sagt doch die Bibel sehr weise, liebe deinen Nächsten *wie dich selbst*, und nicht: *mehr als dich selbst*.
— Ja natürlich...
— Worauf es ankommt ist, zu sehen, daß die Ehe kein Schlachtfeld ist, daß jeder sowohl er selbst, als auch Teil des Paares ist. Ein Paar ist mehr als die Summe aus Eins und Eins. Da es größer ist als Zwei, ist es etwas ganz Neues, Eigenartiges und von einzigartigem Wert. Eine so enge menschliche Verbindung kann nicht auf einmal reif sein und kann nicht ein für alle Mal gestaltet werden. Das Bemühen, später auch mit Kindern zusammenzuwirken, und um gemeinsame Befriedigung körperlicher und kultureller Wünsche sollte bis zum Tode anhalten.
— Das hört sich schön an und kann Ehrfurcht wie auch Furcht erwecken...
— Wenn Grete ihren Mann mehr liebt, als sich selbst, dann können wir es so ausdrücken:
 ich und ER.
Das drückt ihr Minderwertigkeitsgefühl aus. —
Auch folgende Formel wäre unheilvoll:
 ICH, ICH, ICH und er (oder sie).
Der Partner wird hier verunstaltet.
Die zutreffende Formel einer guten Ehe ist:
 ich und er (sie) = WIR.

— Ich denke, daß Sie als Mann, ebenso wie ich als Frau, fühlen, wie schwer es ist, jeden Menschen als unseresgleichen anzusehen und zu behandeln; besonders dann, wenn Geschlecht, Rasse, Religion, Kultur und Einkommen verschieden sind.
— Das trifft durchaus zu; doch muß man oftmals, um nicht mißverstanden zu werden, ausdrücklich darauf hinweisen, daß die Gleichheit aller Menschen nicht für ihr Wissen, ihr Verständnis, ihre Geschicklichkeit und ihre Einkünfte zutrifft. Die schafft sich jeder Einzelne selber.
— Sicher. Wir sind auch meist sehr empfindlich dafür, ob der andere die Meinung hat, wir seien ihm über- oder unterlegen.
— Gewiß. Die Losung der Großen Französischen Revolution „Freiheit — Gleichheit — Brüderlichkeit", die in den folgenden zweihundert Jahren viele begeisterte, ist nur zum Teil Wirklichkeit geworden. Die Forderung nach voller Gleichberechtigung aller Menschen als Menschen ist die große Herausforderung, die unsere Zeit uns stellt. Wir müssen sie annehmen und dürfen die Brüderlichkeit nicht vergessen, wenn wir Freiheit verlangen; so können wir als Menschheit überleben und die Kulturschätze bewahren und genießen, die ungezählte Geschlechter der verschiedensten Völker geschaffen haben.
— Ich wollte schon ganz pessimistisch von Ihrer Utopie sprechen, doch ist heute nicht schon manches Wirklichkeit geworden, was für frühere Zeiten Utopie war? Eine Menschheit in Freiheit, Gleichheit und Brüderlichkeit ist sicher eine Fiktion, doch mag sie uns als Leitbild für unser Wirken dienen.
— Da wenden Sie den Begriff „Fiktion" schön und richtig an. Auch Zukunftsromane können unseren Horizont und unser Menschheitsbewußtsein erweitern und verschär-

fen; können uns daran denken lassen, daß einst aus unseren Beziehungen alles Neurotische ausgeschaltet sein wird.
— Was ich in den letzten Jahren an Zukunftsromanen, „Science Fiction" genannt, las, kam mir allerdings meist wie Kitsch vor.
— Was wird in einer freien Wettbewerbswirtschaft nicht verkitscht? Ich dachte an Bücher wie *George Orwells* „1984", das bald 30 Jahre alt ist, doch auch heute noch eine Warnung darstellt.
— Sie wollen doch aber nicht leugnen, daß es besonders wertvolle Menschen gibt, die den anderen nicht gleich, sondern überlegen sind?
— Wie könnte ich das? Ich sprach doch schon von dem größeren oder kleineren Geschick, das wir durch Anstrengung und Übung entwickeln. Auf diesem oder jenem Gebiet sind wir ungleich an Tüchtigkeit. Den Wert eines Menschen können wir an seinem Beitrag ermessen, den er zum Leben der Gemeinschaft leistet. — Im Falle unseres Ehepaares könnte es sein, daß er überlegen ist im Geigespielen — sie am Klavier. Sie hat vielleicht ein besseres Verständnis für Dichtung — er für den Umgang mit Nachbarn und Geschäftsleuten.
— Ich weiß, daß die Volkswirtschaft das „Arbeitsteilung" und „Arbeitszusammenlegung" nennt.
— Gewiß. Ich bin mir z. B. bewußt, daß der Schuster an der Ecke mir überlegen ist. Ich kann Schuhe weder herstellen noch ausbessern. Doch wenn ich mit ihm spreche, fühle ich mich als Mensch weder unter- noch überlegen; wie ich auch kein Minderwertigkeitsgefühl hätte, spräche ich mit einem Staatspräsidenten oder einem König. Wenn wir uns als Gleiche empfinden und die besondere erworbene Tüchtigkeit der anderen zu schätzen wissen,

dann werden wir keine unfruchtbaren Vergleiche anstellen. Das Uns-mit-anderen-Vergleichen nimmt oft die Form einer Besessenheit an, die Psychiater „*Obsession*" oder „*Kompulsion*" nennen. Solch unsinniges Vergleichen verdirbt alle menschlichen Beziehungen. Wo also der *Grundsatz menschlicher Gleichheit* angewendet wird, bleibt auch kein Raum für neurotisches Vergleichen.
— Das scheint mir wiederum zu schön zu sein ...
— ... weil wir unsicher sind über unseren Wert als Menschenwesen. Oft entwickeln und üben wir auch unsere guten Anlagen nicht und bleiben dann als Mitmenschen tatsächlich minderwertig. Sie wissen ja, das Training von Kindern wie Erwachsenen zu nützlicher Tüchtigkeit kann gehindert werden von unverständigen Nebenmenschen, die selber mehr oder weniger entmutigt und neurotisch sind.
— Ich sehe nun ein, daß es nicht angebracht wäre, Gretes Mann einfach zu sagen, er solle seine Frau nicht niederargumentieren, selbst wenn er felsenfest überzeugt ist, daß er Recht hat; oder zu sagen, daß es nicht klug sei, seine Frau zu Herzanfällen zu veranlassen. Er würde das ohne weiteres kaum verstehen. — Es war auch nicht richtig von mir, Grete unter uns hundert Mal zu sagen, sie solle sich zusammennehmen und nicht neurotisch sein.
— Jemandem etwas „hundert Mal" sagen, das ist neunundneunzig Mal zu oft.
— Wie meinen Sie das?
— Ist es nicht klug, aufzuhören, etwas zu wiederholen, wenn es das erste Mal offenbar keinen Erfolg hatte? Vergessen Sie auch nicht den Grundsatz, der den Umgang mit einem Neurotiker erleichtern kann: Niemals sage man ihm, daß man ihn für nervös, neurotisch, oder

gar kindisch halte. Das kann sein Unsicherheitsgefühl nur verstärken.
— Wenn es aber wahr ist?
— Lassen Sie mich dasselbe mit anderen Worten sagen. Wenn Sie einen Neurotiker „neurotisch" nennen, dann verstärken Sie in ihm den alten Adam. Überlegen Sie den Unterschied zwischen folgenden Sätzen: „Sie sind neurotisch!" und: „Sie sind nicht neurotisch, nicht wahr?" — „Halten Sie den Mund, Sie Dummkopf!" und: „Würden Sie bitte einmal ruhig zuhören?" — „Sie sind bockig wie ein Maultier!" und: „Ich halte Sie für fähig, sich mit mir sachlich zu unterhalten." Ihr Gegenüber mag wohl neurotisch-beschränkt, nervös-vielredend, starrsinnig sein — werfen Sie ihm das aber nicht an den Kopf! Das verstärkt nur seine unfruchtbare Haltung.
— Wollen Sie sagen, daß Wahrheitsliebe nicht gut ist gegenüber jemand, der mit seinem neurotischen Magen unliebsame Wahrheiten nicht verdauen kann?
— Sie haben das mit einem trefflichen Vergleich ausgedrückt. Es kann dagegen dem Neurotiker nützen, wenn man ihn schon für so sachlich nimmt, wie man wünscht, daß er werde. Sie könnten z. B. zu jemand sagen: „Das werden Sie nie verstehen!" Das mag ihm das Gefühl geben, daß er nicht klüger werden könne. Sie können auch sagen: „Ich habe mich unklar ausgedrückt. Sie werden verstehen, was ich meine, wenn ich es mit anderen Worten wiederhole." Das lädt den Betreffenden ein, aufmerksam zuzuhören.
— Das verlangt viel Geduld!
— Natürlich! Sie wissen auch, daß alle unsere Worte einen oft starken Gefühlshintergrund haben. Den müssen wir richtig einschätzen, wenn wir verständnisvoll miteinander reden wollen. Die Kunst, eine freundliche Unter-

haltung in Gang zu bringen, gehört dazu, wenn man mit einem Neurotiker auskommen will.
— Können Sie mir mehr darüber sagen?
— Zu schweigen und dem anderen aufmerksam zuzuhören — was wir schließlich auch von ihm erwarten — ist der erste Schritt. Warum soll man nicht auch einmal für eine Weile zusammen schweigen? Den Partner dazu zu bringen, daß er sich seiner versteckten Gefühle bewußt wird, und sie offen und unbefangen ausdrückt, ist das nächste. Wenn keine sich ausschließenden finanziellen Gegensätze vorliegen, kann so das Feld bereinigt werden. All das muß jede Schmeichelei ausschließen, doch wird man dem anderen eine angenehme Wahrheit nicht vorenthalten. Aber wie Sie schon andeuteten, Wahrheitsfanatismus kann ein neurotischer Charakterzug sein.
— Bitte sagen Sie mir mehr darüber.
— Betrachten wir ein anderes Ehepaar. — In einem Kreis von Bekannten erzählt der Ehemann lebhaft über den Paris-Besuch des Paares. Er erwähnt dabei, daß er (sagen wir) 40 Franken für Theaterkarten bezahlt habe. „42!" wirft seine Frau ein. „Wir machten auch einen herrlichen Spaziergang vom Louvre durch den Tuileriengarten und gingen die Grands Boulevards entlang."
—„Ja, aber erst sahen wir auf dem Place de la Concorde den Obelisk!" unterbricht sie, und das entspricht der Wahrheit. „Das Wetter war sehr schön während dieser Woche", fährt der geduldige Mann mit seinem Bericht fort. „Im Gegenteil, Montag abend hat es geregnet!", sagt sie und besteht auf der Wahrheit, der ganzen Wahrheit, nichts als der Wahrheit ... Das ist bei einer Gerichtsverhandlung angebracht, doch nicht bei diesem allgemeinen Bericht. Der Mann mag seinen Unwillen über die fortgesetzte Unterbrechung seiner Frau nicht zum

Ausdruck bringen. Die Zuhörer mögen denken: „Wie genau und dem Mann überlegen die Frau ist!" Das ist zum mindesten, was die Frau meinte, daß die anderen denken sollen. Sie würde nicht wahrnehmen wollen, daß andere über ihre Pedanterie lächeln.
— Das bringt mir ein Gemälde in den Sinn. Wenn ein Maler eine Landschaft darstellt, dann mag er unwesentliche Einzelheiten weglassen, um ein Ganzes darzustellen, das eindrucksvoller ist, als eine Farbenaufnahme derselben Landschaft, die jede Einzelheit genau wiedergibt.
— Das ist wieder ein treffliche Bemerkung. Beachten Sie auch in den Unterbrechungen der Frau die Ausdrücke „ja, aber" und „im Gegenteil". Neurotiker wenden sie gern an. Indem er unbedingt darauf besteht, daß die ganze Wahrheit in Worte gekleidet sein muß, will der Wahrheitsfanatiker andeuten (ohne es zu verstehen), wie wahrhaftig und damit moralisch hochstehend er ist. Wir würden darin einen Überlegenheitskomplex sehen. Man bringe also Wahrheiten nur an, wenn sie dem anderen nützen können.
— Oh! *„Komplex"!* Wenn uns jemand sagt, er habe einen *Minderwertigkeitskomplex*, was soll man dann tun?
— Das hängt von seinem unausgesprochenen Ziel ab, das wir erraten müssen. Wünscht er, ein Spiel mit uns zu treiben, d. h. fordert er uns zu einem psychologischen Argument heraus, das zu gewinnen er schon im vorhinein sicher ist? Dann werden wir mehr von ihm hören wollen. Will er sich damit interessant machen? Ich erinnere Sie an die Frau, die sich erhaben fühlte, wenn sie sagte: „Ich bin hochgradig nervös..." Wünscht er, daß wir ihm helfen? Es dürfte nie schaden, wenn wir sagen, daß ein Komplex nichts Natürliches oder Unvermeidliches ist; daß wir einen Komplex entwickeln, wenn wir

nicht mehr annehmen können, gewisse Schwierigkeiten sachlich zu überwinden; daß ein Minderwertigkeitskomplex immer ein Irrtum ist.
— Ich bin etwas betroffen, denn ich muß gestehen, eine Freundin sagte mir letzthin, ich habe einen Wahrheitskomplex... Ich glaube nicht, daß er sehr stark und gefährlich ist. Sie sagte auch, ich sei zu hilfsbereit, da ich oft auch Menschen helfen will, die meine Hilfe gar nicht wollen. Vielleicht habe ich mich noch nie gefragt, was andere fühlen, wenn ich ihnen meine Hilfe aufdränge...
— Hilfreich sein (was *Goethe* neben edel und gut sein pries) kann manchmal als Reichtum empfunden werden, und kann dem anderen seine Hilflosigkeit stark zum Bewußtsein bringen. Wenn man z. B. drauf und dran ist, für jemand vielleicht zu viel zu tun, ihn zu verweichlichen, dann frage man: „Darf ich helfen?" und bestehe nicht darauf, wenn der andere das mit Wort oder Geste ablehnt.
— Ich muß das versuchen. Da ich den Zusammenhang nun besser verstehe, kann ich mich nicht mehr „unschuldig" dieser Überheblichkeit hingeben. Sie haben mir „in die Suppe gespuckt".
— Das tut mir nicht einmal leid. Doch weiß ich, daß es ebenso schwer ist, die Wahrheit mehr als sich selbst zu lieben, wie seinen Nächsten mehr zu lieben als die Wahrheit — wenn die nichts nützen kann.
— Ich gebe zu, daß ich mich manchmal, wie alle die ich kenne, etwas neurotisch verhalte. Ich verstehe nun, was das bedeutet. Nach allem, was wir besprochen haben, scheint mir der Kern der Sache zu sein: lernen, in gegenseitigem Respekt zusammenzuwirken, ohne an unser persönliches Prestige zu denken.
— Amen!

ZWISCHENSPIEL

für Leser, welche die vorangehenden Ausführungen nicht mochten und die etwas anderes erwartet hatten

Einleitung

Du hast oft ein schönes Gefühl der Überlegenheit, wenn Du auf jemand herabsehen kannst. Du beobachtest, wie er sich mehr und mehr so benimmet, als sei er verrückt. Viele unserer Zeitgenossen meistern die Kunst und Technik, einen anderen verrückt zu machen, und selbst groß dazustehen. Ich will Dir helfen, darin ein Meister zu werden.

I. Drei Prinzipien

Man kann drei wohlerprobte Prinzipien anwenden.
(1) Betrachte den anderen als eine *Maschine*. Wenn Du auf einen Knopf drückst, und sein psychischer Apparat funktioniert nicht präzise, dann mache ihn herunter, kritisiere, beleidige ihn; werde ironisch und sarkastisch, gieße Spott und Hohn über ihn. Das wird ihn verwirren; in seiner Konfusion wird er neue und mehr Fehler machen — Du lachst herzlich darüber und fühlst Dich diesem Verrückten gegenüber erhaben. Fein!
(2) Betrachte den anderen als ein *Tier*. Brülle ihn an, als seist Du ein Löwenbändiger; drohe ihm mit der Faust, bis er tut, was Du willst. Gib ihm gelegentlich ein Stück Zucker, wenn er gut nach Deiner Pfeife tanzt, da er sich sonst Deiner Fuchtel entziehen und rebellieren

könnte. Systematisch so behandelt wird der Betreffende sich bald hilflos fühlen in allen Situationen, die seine unabhängige Entscheidung verlangen. Er sieht dann wohl aus wie ein Verrückter und wimmert: „Niemand hat mir gesagt, was ich tun soll." Du kannst das sehr komisch finden, über ihn lachen, und das schöne Gefühl der Überlegenheit genießen. Man kann sehr erfolgreich sein mit diesem zweiten Prinzip.

(3) Betrachte den anderen als ein *Baby*, einen *Geistesschwachen*, einen *Krüppel*, wie alt, gescheit, oder gesund er auch sein mag. Du bedauerst ihn mit aller Herzenswärme; handelst schnell für ihn, wenn er etwas tun will, und läßt ihm nie Zeit, selber etwas zu probieren. Bald wird er vollkommen hilflos sein und das Benehmen eines Clowns haben, über den Du, vom hohen Roß herab, laut lachen kannst. Welche Wonne für Dich!

Indem Du andere nach diesem oder jenem der angeführten Prinzipien behandelst, wirst Du erreichen, daß er sich wie ein Verrückter benimmt. Er unten – Du OBEN!

II. Verrückt machen oder nicht verrückt machen ...
...

Schluß

Wie wäre es, wenn Du die vorangehenden Kapitel noch ein Mal, und dann den Rest sorgfältig läsest? Sieg Heil! Sei gegrüßt! Salve! Schalom! Salem! Pax vobiscum!

VIERTES ZWIEGESPRÄCH

Neurotische Träume

— Seit wir das letzte Mal miteinander sprachen, habe ich mich gefragt, ob Neurotiker besondere Träume haben. Ich selbst vergesse meine Träume meist sehr schnell. Ist das bei allen Menschen so?
— Das können wir annehmen.
— Manchmal erinnere ich mich beim Aufwachen an einen ganz verrückten Traum und frage mich, ob ich nicht neurotischer bin, als ich denke. Ich zerbreche mir dann den Kopf darüber ...
— Verstehen Sie manchmal den Sinn eines Traumes?
— Nein. In der Bibel und in anderen Geschichten gehen die Leute meist zu einem Traumdeuter.
— Nun, manche Menschen vermögen es, den versteckten Sinn ihrer Träume zu erfassen. In unserer therapeutischen Betreuung von Neurotikern spielt die Deutung ihrer Träume eine Rolle. Traumdeutung ist ein ernsthaftes Gebiet der Forschung geworden.
— Ich tröstete mich manchmal mit der Erklärung, daß verrückte Träume nach dem späten Einnehmen einer schweren Mahlzeit auftreten; oder durch ein Geräusch in der Umgebung verursacht werden; daß sie vielleicht auch dann auftreten, wenn ein Mondstrahl durch das Fenster kommt. Was meinen Sie dazu?
— Bitte, erzählen Sie weiter!
— Ich erinnere mich, daß ich einmal aufwachte, nachdem ich geträumt hatte, ich liefe barfuß über ein Schneefeld.

Ich entdeckte dann, daß meine Füße kalt geworden waren, weil ich die Decke verschoben hatte.
— Das alles sind mögliche Erklärungen; doch sagen sie uns etwas über die Bedeutung oder den Sinn eines bestimmten Traumes?
— Das wohl kaum. Glauben Sie, daß Träume wahr werden können? Daß sie eine prophetische Bedeutung haben?
— Das ist nicht unmöglich. Man kann vorausträumen, was später in Wirklichkeit eintrifft; doch müßte man die besonderen Umstände des Träumers untersuchen, in denen sein Traum die Zukunft voraussagte.
— Sie glauben natürlich nicht, daß eine überirdische Macht den Menschen Träume schicken kann?
— Das kam nur in der Bibel vor. Da finden Sie Geschichten, in denen Gott einen Menschen durch einen Traum, oder eine Vision dieses oder jenes zu tun befiehlt. Auch die alten Griechen glaubten, daß ihnen einer ihrer Götter im Olymp durch einen Boten einen Traum schicken könne. Je nach seiner Einstellung zu dem betreffenden Sterblichen konnte der Gott ihn durch einen Traum hilfreich leiten, oder zu falschen Schritten verleiten — wie *Homer* es zu Beginn der Ilias geschehen läßt.
— Sie meinen also, daß Träume natürliche Ereignisse sind, die innere oder äußere Ursachen haben können, deren Sinn aber nicht ohne weiteres verständlich ist?
— Ja, das meine ich.
— Wie steht es mit den Experimenten, durch die Beobachter in einem Laboratorium feststellen, ob und wann jemand träumt?
— Diese Untersuchungen sind nicht ohne Interesse. Sie haben zu verschiedenen Schlußfolgerungen geführt, helfen uns aber nicht, den eigenartigen Traum eines bestimmten Menschen zu verstehen.

— Wenn nun aber weder höhere Mächte noch bloße körperliche Ursachen den Traum hervorbringen — wo kommt er dann her?
— Ist es nicht leicht einzusehen, daß wir unsere Träume selber machen?
— Meinen Sie, daß wir, etwa wie ein Dichter, unsere Phantasie anwenden, um eine Geschichte zu erfinden, die wir in einer seltsamen Traumsprache erzählen?
— In der Tat entsprechen unsere Träume unserer eigenen Einbildungskraft. Sie sind manchmal schöner oder auch wilder als das, was Dichter sich ausdenken.
— Doch warum machen wir uns die Mühe, so eine Traumgeschichte zu erzählen, wenn wir sie selber nicht verstehen?
— Erinnern wir uns daran, daß ein „Lied ohne Worte" von *Mendelssohn* oder ein abstraktes Gemälde von *Paul Klee* eine frohe oder traurige Stimmung in uns auslösen kann. Könnten wir dies in einfachen Worten erklären? Wohl nur manchmal. Mit den Träumen ist es ähnlich.
— Meinen Sie also, es käme auf die Stimmung an, die wir mit dem Traum hervorbringen ...
— Bedenken Sie: Wir wissen, daß alles, was wir tun, nicht nur die Wirkung einer Ursache ist, sondern auch ein Mittel zu einem Zweck. So dürften auch unsere Träume von einem Zweck, einem vor uns liegenden Ziel, bestimmt werden. Da dieses Ziel oft unbewußt und kaum eingestehbar ist, können wir es nicht mit klaren Worten angeben, die wir oder andere leicht verstehen. Wer könnte schon seinem geliebten Vater sagen, daß er genug von seiner Unterdrückung habe und ihn am liebsten loswäre? Doch könnte er so verrückte Träume haben, wie z. B., daß er auf einen Wurm getreten sei oder einen Vogel durch einen Steinwurf umgebracht habe, ohne ihren Sinn zu erahnen.

— Wenn ich diese Theorie vorläufig anerkenne, so hilft mir die Vorstellung, daß ich kein Chinesisch verstehe. Mit Hilfe eines Dolmetschers könnte ich mich mit einem Chinesen verständigen, so lange ich seine Sprache noch nicht verstehe. Ebenso könnten Sie mich Träume verstehen lehren, die für mich Chinesisch sind?
— Gewiß, und wenn Sie fleißig Chinesisch lernen, werden Sie bald anfangen, ohne Dolmetscher auszukommen.
— Ist es schwer, Träume wissenschaftlich deuten zu lernen?
— Es ist nicht leicht; doch mit gesundem Menschenverstand kann jeder es erlernen. Da ich es erlernte, warum sollte es mir nicht gelingen, Ihnen die Methode der *Adler*schen Traumdeutung beizubringen? Diese Lehre kann zum besseren Verstehen normalen wie neurotischen Verhaltens führen, wie auch zum Verstehen unserer selbst — wenn wir sie richtig anwenden.
— Bitte fangen Sie gleich an, mich Träume verstehen zu lehren!
— Schön; warum nicht?... Wie beginnen wir am besten? — Sehen Sie, wenn wir uns ans Studium einer fremden Sprache machen, dann sehen wir uns sorgfältig jedes neue Wort an, das aus Buchstaben besteht. Wir sehen bald auch, daß dasselbe Wort in verschiedenen Sätzen eine andere Bedeutung haben kann. Wir müssen oft ein neues Wort im Zusammenhang eines ganzen Absatzes betrachten, um seinen Sinn zu erfassen. Wie Wörter, so sind auch Träume nur im größeren Zusammenhang verständlich. Wenn sich z. B. ein Schriftsteller sagt. „dieser Absatz ist zu lang geworden", dann hat das Wort „Absatz" für ihn eine andere Bedeutung, als für die Mutter, die zu ihrem Kind sagt: „Du hast den Absatz sehr schnell abgelaufen" oder für den Kaufmann, der fest-

stellt, daß der Absatz einer Ware zurückgegangen sei. Mit dem „Mut zur Unvollkommenheit" *(Sofie Lazarsfeld)* versuchen wir, eine zu erlernende Sprache so bald wie möglich anzuwenden, auch wenn wir anfangs Fehler machen. So wollen wir gleich zwei Träume von verschiedenen Personen vornehmen. Sie werden versuchen, den Sinn im anscheinenden Unsinn zu erkennen.
— Ich bin ganz Ohr.
— *Erster Traumbericht:* „Ich sah mich selbst für eine Hochzeit angezogen. Jemand sagte: ‚Kommen Sie nun bald?' Ich zögerte, riß schließlich wütend die Knöpfe von meiner Jacke ab und lachte laut. Dabei wachte ich auf."
Hören Sie nun einen zweiten Traum. Wenn wir dann beide vergleichen, kann das unser Verstehen fördern.
Zweiter Traumbericht: „Meine Mutter geleitete mich ins Schlafzimmer. Dort hob sie von einem Doppelbett die Decke hoch. Ich sah darunter eine große schwarze Spinne, schrie laut auf und erwachte."
Was fangen Sie mit diesen Träumen an?
— Ich habe keine Ahnung, was sie bedeuten können. Sie sind beide etwas verrückt. Sie scheinen mir einfach kindisch zu sein.
— Um die Klugheit in dieser Dummheit zu verstehen, müssen wir uns nach Leitpunkten umsehen, die uns zum Verstehen führen können. Sehen wir zuerst, ob Sie den ersten Traum richtig wiedergeben können.
— Der Träumende ging zu seiner Trauung in die Kirche, zögerte, riß sich wütend die Knöpfe ab, und lachte laut, wobei er aufwachte.
— Darf ich bemerken, daß die „Kirche" Ihre Erfindung ist. Auch hat er sich für *eine* Hochzeit angezogen, nicht für *seine.* Wäre er ein Jude, hätte er eine Synagoge im Sinn haben können, und als Freidenker vielleicht das Stan-

desamt, wohin er wohl auch nicht im Arbeitsanzug gehen würde.
— Gut. Und ich vergaß zu sagen, daß er jemand fragen hörte, ob er nun endlich komme.
— Sie sehen also, um den Traum zu verstehen, müssen wir jede Einzelheit des Traumberichts genau erfassen; *wir müssen auch über den Träumenden selbst etwas wissen.* Das ist der *erste Leitpunkt*.
— Ich kann mich aber an einer Melodie oder an einem Gedicht erfreuen, ohne Komponisten oder Dichter zu kennen.
— Das ist wahr; aber wollen wir uns an dem Traum erfreuen, oder ihn verstehen? Und das kann nur in dem weiteren Rahmen geschehen, den das Leben des Träumenden darstellt.
— Erklären Sie das bitte näher.
— Ein Traum kann die gleiche Bedeutung haben, auch wenn ihn verschiedene Träumer erzählen. Andererseits können verschiedene Träumer den gleichen Gedanken in verschiedene Träume kleiden. Wenn wir „Brot" sagen, meinen wir das, was ein Franzose „pain" oder ein Engländer „bread" nennt. (Doch spricht auch jeder seine Muttersprache in einem persönlichen Stil.)
— All das ist nicht so leicht, wie die Bedeutung eines Traumes in einem Traumbuch nachzusehen. Meine Urgroßmutter hatte eins, wo nach dem ABC die Bedeutung von allen möglichen Sachen verzeichnet war, von denen man träumen kann.
— Die Urenkelin versteht nun aber, nicht wahr, daß diese naiven, mechanischen Traumbücher vollkommen vergessen, daß der individuelle Träumer mit seinem Traum sich selbst ausdrückt. Das wußten die alten Ägypter nicht, die zuerst solche Traumbücher verfaßten.

— Das ist mir nun ganz klar.
— Man konnte aus unserem ersten Traumbericht nicht die Religionszugehörigkeit des Träumers erkennen. Doch sind Sie sicher, daß er ein Mann war?
— Ja natürlich: eine Frau würde für eine Hochzeit nicht eine Jacke mit Knöpfen tragen.
— Und der zweite Träumer?
— Das kann man nicht sagen; doch vermute ich, daß es sich um eine Frau handelt.
— Da ich beide Träumer kenne, kann ich sagen, daß Sie richtig geraten haben. — Wie schon gesagt, ist nichts gegen Versuche einzuwenden, etwas zu erraten; doch darf es kein blindes Herumraten sein. Immer prüfen wir so schnell wie möglich nach, ob wir richtig oder falsch geraten haben. Wir ändern unsere Auffassung, wie wir eine Hypothese ändern, wenn sie sich nicht als zutreffend erwiesen hat. Erraten Sie nun das Alter der Träumer!
— Beide dürften Erwachsene sein.
— Richtig. Ich könnte mir jedoch auch vorstellen, daß der zweite Traumbericht von einem Knaben kommt, der weiß, daß die Familie bald Zuwachs bekommen wird. Er könnte fürchten, daß das Neugeborene ein Nebenbuhler für die Liebe der Mutter werde. Doch wollen wir nun, nach näherem Kennenlernen des Träumers selbst, einen *zweiten Leitpunkt* besprechen. — Wie schon gesagt nehmen wir an, daß wir, wie im Wachen so auch im Träumen, ein Ziel im Auge haben. Wir mögen im Traum versuchen, ein Problem zu lösen, das uns während des Tages beunruhigte, und das wir ungelöst ließen. Wir können uns mit einem Traum auch überzeugen wollen, daß das Problem unlösbar ist, daß wir es fallen lassen sollten.

— Doch wie können wir wissen, mit welchem Problem ein gegebener Träumer ringt?
— Man kann sagen, daß jedes Einzelproblem sich in einer der drei Hauptgruppen von Lebensfragen finden wird.
— Welche sind das?
— In den Reifejahren kommen zwei zusammen: wir müssen uns in einen Beruf hineinfinden und auch unser Verhältnis zum anderen Geschlecht in Ordnung bringen, normalerweise durch die Vorbereitung auf Ehe und Elternschaft. Während die Lebensaufgaben von Arbeit und Liebe in den Reifejahren an uns herantreten, hatten wir schon von Kindheit an auf die Frage nach der Freundschaft, des geselligen Miteinanders, eine Antwort zu finden. Jede der drei Lebensaufgaben verlangt dauernd eine verbesserte Lösung. Wenn wir nun wissen, daß unsere Träumer eine mehr oder weniger befriedigende Berufsstellung hatten, und sich den Dreißigern näherten, dann ist leicht zu erraten, welches Problem ihnen zu schaffen machte.
— Im ersten Traum ist es die Aufgabe von Liebe und Ehe, im zweiten wohl auch.
— Nun, in einer solchen Lage kann man vorwärts gehen und einen passenden Ehepartner suchen. Man kann der Aufgabe auch ausweichen. Dann muß man einen ausreichenden Grund dafür angeben.
— Das ist mir noch nicht ganz klar.
— Man muß sich davon überzeugen, daß es richtig ist, unverheiratet zu bleiben. Einer, der für die gesellschaftliche Aufgabe der Ehe reif ist, wird, auch für andere sichtbar, auf dieses Ziel lossteuern. Dann wird sie ihm nicht im Traum als ungelöste Aufgabe erscheinen.
— Sie müssen mir mehr über den ersten Träumer erzählen.
— Er war 27 Jahre alt, hatte eine gutbezahlte Stelle und

man erwartete von ihm, daß er sich nach einer Frau umsehe. Obwohl er zur Zeit des Traumes von seiner Arbeit nicht restlos befriedigt war und auch keine intimen Freunde hatte, standen diese Probleme nicht für ihn im Vordergrund. Er war seiner selbst nicht sicher, zweifelte an seiner Gesundheit und vermied es, mögliche Ehepartner zu finden. Wenn wir nun den Traum näher betrachten, dann finden wir ein gewisses Maß von gesundem Menschenverstand darin, von *„common sense"*.
— Woran sehen Sie das?
— Da er für eine Hochzeit angezogen ist, anerkennt er die Ehe grundsätzlich.
— Er hört auch die mahnende Stimme jemandes, den er nicht sieht, der ihn aber auffordert, zu kommen.
— Hier nun setzt der gesunde Menschenverstand aus und das neurotische „Ja-aber" tritt ein...
— ... denn er könnte sein „Nein!" nicht schärfer zum Ausdruck bringen, als durch das Knöpfeabreißen und das Auslachen des Mahners!
— Sie haben also mehr verstanden, als unmittelbar zum Ausdruck kommt. Vergleichen Sie nun die beiden Träume!
— Im Gegensatz zum ersten Traum treten im folgenden zwei bestimmte Personen auf: die träumende Tochter und ihre Mutter. Kann es für die Traumdeutung wichtig sein, wie viele Personen im Traum auftreten?
— Gewiß. Das kann uns erraten lassen, mit was für Menschen der Träumer umgeht, und wie einsam oder gesellig er ist. Unser erster freundloser und einsamer Träumer sieht nur sich selbst. Er wünscht, den Mahner auszuschließen, dessen Worte er nur vernimmt. Der war wohl sein Psychologe, denn wir hatten bereits die Ehefrage besprochen. Da der Träumer offenbar keine sachliche

Antwort weiß, mobilisiert er seine Gefühle, nämlich Zorn und Lachen über den Mahner, den er als Vertreter des gesunden Menschenverstandes fernhalten will.
— Da ersetzen also Träumer manchmal Vernunft und Logik durch starke Gefühle!
— Das geschieht in der Tat. Da unser junger Mann in seiner Lebensunsicherheit Angst vor der Frau hat, das aber nicht zugeben kann, tut er dieses Lebensproblem mit Zorn und Lachen ab. Er gibt sich also mit dem Traum die Rechtfertigung für sein Zögern. Im wachen Gespräch mit mir führte er einen Arzt an, der gesagt habe, man könne seine schlechte Erbmasse an ein Kind weitergeben.
— Ich muß jetzt an einen Bekannten denken, der letzthin sagte, es sei für einen Mann leichter, viele Frauen zu verführen, als einer treu zu bleiben und eine Familie zu gründen. Das läßt viele der Helden, die heute die Film- und Romanwelt bevölkern, wenig heldenhaft erscheinen.
— So ist es. Zu oft vermeiden unsichere Menschen die herzhafte Hingabe und persönliche Verantwortung in Liebe und Ehe, die mutigen Menschen leicht fallen.
— Ich habe nun gelernt, daß man im Traum eine falsche Haltung und gleichzeitig deren vermeintliche Rechtfertigung ausdrücken kann. Schreit die Träumerin im zweiten Traum nicht auch „ja — aber!"
— Sie haben richtig geraten, doch werden wir beide Träume noch besser verstehen, wenn wir einen *dritten Leitpunkt* oder Wegweiser ins Auge fassen, nämlich den *Symbolismus,* dessen sich Träume bedienen. Bisher wurden wir uns darüber klar, daß ein aus dem Zusammenhang gerissener Traum mehrdeutig ist. Die einzigartige Person des Träumers und seine Probleme zur Zeit des Träumens müssen herangezogen werden, soll die Deutung zutreffen.

— Symbolismus — das heißt doch, eine bestimmte Sache, eine Meinung oder ein Gefühl, mittelbar durch etwas anderes ausdrücken?
— Richtig. Der erste Träumer sagte nicht ausdrücklich: „Ich habe Angst zu heiraten"; das Knopfabreißen drückte das aus. Diese Handlung war also symbolisch.
— So wie ein rotes Verkehrszeichen sagt „Halt!" und ein grünes „die Bahn ist frei!"
— Dieser Farbensymbolismus gilt ein für alle Mal und für alle Menschen, die in einer verkehrsreichen Stadt leben. Und wie schon ihre ägyptischen Kollegen, so meinen auch manche modernen Traumdeuter, daß gewisse Traumgegenstände immer das gleiche bedeuten, daß z. B. ein länglicher Gegenstand das männliche und ein hohler das weibliche Geschlechtsorgan darstellen.
— Natürlich hat auch die Farbe „rot" verschiedene Bedeutungen: Ein Mann gibt einer Frau rote Rosen, um seine Liebe auszudrücken; und die rote Fahne ist für die, die ihr folgen, das Symbol der Weltrevolution. Rot kann auch „Gefahr" bedeuten. — Sie sagten, daß der erste Träumer mit dem nicht sichtbaren Frager seinen Psychologen meinte. Können Sie das näher ausführen?
— Nun, der Träumer läßt den Mahner nicht sichtbar werden, denn der symbolisiert den *common sense*, der ihm unangenehm ist. Er mag nicht gern zugeben, daß zwei und zwei vier ist. Und indem er die Person des Mahners zu einer bloßen Frage im leeren Raum macht, vermindert er seine Wichtigkeit — doch war er gekommen, um mit dessen Hilfe das loszuwerden, was er seinen „Minderwertigkeitskomplex" nannte. Solche auch kaum auffälligen Entwertungen zeigen den Widerstand des Leidenden gegen seine Umerziehung. Eine mehr oder weni-

ger starke Entwertungstendenz findet sich bei jedem Neurotiker.
— Bitte machen Sie das klarer.
— Nun, wenn ein Neurotiker oder ein Krimineller einen anderen, dem er sich unterlegen fühlt, herabsetzt und dabei dessen wirklichen Wert mißachtet, dann erhöht er sich selbst in seiner Einbildung und gewinnt an Bedeutung und Wert...
— ... was eine Fiktion ist.
— Richtig; das ist ein häufig angewandter neurotischer Trick. Auch Traumsymbole können die Entwertungstendenz verraten. — Sehen Sie im zweiten Traum ein Symbol, das eine starke Entwertungstendenz zeigt?
— Ist es nicht komisch, daß der Mann, den man im Doppelbett erwarten sollte, eine häßliche Spinne ist? Das ist doch die unverkennbare Entwertung des Mannes, der zum Liebespartner werden könnte.
— Darüber könnte man wirklich lachen. Die überraschende Verwandlung des Bezugssystems Frau-Bett-Liebespartner in Frau-Bett-Spinne erfüllt die Bedingungen für einen Witz, wie gut oder schlecht er auch sein mag. Ein „Bezugssystem" wird dabei überraschend durch ein anderes ersetzt. Die Gedanken, Gefühle und Handlungen eines Neurotikers können uns oft wie ein Witz vorkommen. Auf der Bühne dargestellt würde das lautes Lachen im Zuschauerraum hervorrufen.
— Sollte man also über neurotisches Verhalten lachen, anstatt sich zu ärgern?
— Ja, aber bitte nur unauffällig; denn der Neurotiker versteht sich nicht als komische Person, und das Lachen könnte ihn in Zorn bringen. — Fühlen Sie heraus, daß die Träumerin auch die Mutter entwertet, die sie symbolisch zur Heiratsvermittlerin macht?

— Wieso? Folgt sie ihr nicht auf dem Gang zum Ehegemach? Zeigt sie sich nicht als willige Tochter?
— Grundsätzlich sagt auch sie „Ja" zur Ehe, die von der Mutter durch das Aufheben der Decke symbolisiert wird, aber mit der krassen Entwertung des Ehepartners lehnt sie auch die Vermittlung der Mutter entschieden ab. Sie rechtfertigt dies mit einer falschen Verallgemeinerung: alle Männer sind wie abscheuliche Tiere.
— Haben Sie noch einen anderen Weiser auf dem Wege zur richtigen Traumdeutung?
— Ja, betrachten wir als *vierten Leitpunkt* die *Bewegung* näher. Ein Leichnam, wie ein Stein und jeder unbelebte Gegenstand, ist keiner selbstgewollten Bewegung fähig. Alles Leben ist jedoch Bewegung, und jedes Menschenleben stellt eine vielfältige Bewegung dar. Wir wachsen und bewegen uns vorwärts und aufwärts — oder wir zögern, treten auf der Stelle. Wir vegetieren. Man kann sich in verschiedener Richtung bewegen: auf ein Ziel hin, das allgemein willkommen ist und mit gemeinsamer Bemühung erreicht werden kann — oder auf das Ziel der bloßen Selbsterhöhung, was uns in Zusammenstöße mit unseren Mitmenschen führt. Man kann Umwege und Irrwege einschlagen. Neurotiker wie Kriminelle und Übeltäter aller Art bewegen sich nach einem verhängnisvollen Ziel. Solche Bewegungen drückt der Mensch auch in seinen Träumen aus. Wir müssen sorgfältig die Richtung und die Schnelligkeit der Bewegung jeder Traumperson beobachten. Diese Bewegung kann offensichtlich oder versteckt oder nur angedeutet sein. Wollen wir nun die Bewegungen in den beiden Träumen betrachten.
— Ich würde sagen, daß beide Träumer unerwartet auf dem Weg Halt machen, der zur Ehe führen könnte. Der Mann bewegt sich überhaupt nicht und sieht nur seine

Kleidung; die Frau folgt der Mutter anscheinend ganz ergeben ins Schlafzimmer, doch zeigt sie nur „guten Willen"; denn was die Tat anlangt, so verstanden wir schon ihr schreiendes „Nein!" Sie wollte das Ende nicht und erfand die Spinne als Rechtfertigung.
— Fein. Bei Ohrenmenschen besteht der Traum manchmal nur aus Worten, doch können auch diese eine Bewegung enthalten.
— Ich habe also verstanden: der Träumer selbst, seine gegenwärtigen Probleme, Symbole, Bewegungen sind zu beachten. Gibt es noch andere Fingerzeige für das Verstehen eines Traumes?
— Allerdings; und das ist die *Stimmung, in welcher der Träumer erwacht.*
— Das heißt also die Nachwirkung des Traums?
— Ja. Wenn wir annehmen müssen, daß auch unsere Träume dem Grundsatz folgen, ein Ziel mit größter Sparsamkeit zu erreichen, dann wäre es eine Verschwendung, Träume zu träumen, die wir nicht verstehen.
— Dieser Gedanke wäre mir nicht gekommen. Aber ist die Natur nicht oft sehr verschwenderisch, sehr unökonomisch?
— Für die Natur trifft das zu. Menschen können haushälterisch umgehen. Kann nun nicht auch die Stimmung des aufgewachten Träumers einen Zweck erfüllen? Selbst wenn er seinen Traum vergessen hat oder nicht versteht?
— Sie wollen sagen, daß wir mit einem Traum eine uns gerade erwünschte Stimmung erwecken können?
— Ja, das will ich sagen. Wie mit dem unverstandenen Traum selbst, so kann der Träumer auch mit der dadurch bewirkten Stimmung sein Handeln beeinflussen. Die Stimmung, die anhalten kann, auch wenn der Traum entschwunden ist, kann ihn zu einem vorher nur zögernd

erwogenen Schritt bekräftigen. Die gute Stimmung hilft ihm auch, durchzuführen, was er im Traum symbolisch ausprobiert hat, wie wenig er auch den Symbolismus verstand. Die Stimmung kann Selbsttröstung darstellen, wenn er keine Lösung erträumen konnte. Auch als Warnung mag sie dienen, wenn er an der Ausführbarkeit eines Planes endgültig zweifelt. Die durch den Traum erzeugte Verstimmung kann auch die Untätigkeit rechtfertigen, zu welcher der Träumer sich entschlossen hat. „Wenn ich nicht schlechter Laune wäre ..."; „wenn ich in guter Stimmung gewesen wäre ..."

— Ich muß jetzt an *Georges Simenon* denken. Er erzählt in einer Geschichte, daß Maigret sich eines morgens dunkel an einen ganz verwirrten Traum erinnerte, der eine unangenehme Stimmung hinterließ. In der Tat hatte der Polizeikommissar noch keine Lösung eines Problems erträumen können. Die gereizte Stimmung trieb nun den so sachlichen Mann an, auf neue Weise einem Verbrecher auf die Spur zu kommen.

— Sie scheinen auch ein Freund von *Jules Maigret* zu sein? Erinnern Sie sich an die andere Geschichte, in der Maigret träumte, daß er einem Verbrecher auf die Schliche kam, und laut lachend aufwachte?

— Die habe ich noch nicht gelesen. Aber da ist eine andere, die, glaube ich, zu unserem Thema gehört. Der Polizeikommissar war einem jungen Mann nach London gefolgt, der seinen Revolver gestohlen hatte. Er machte ihn schließlich in einem großen Hotel dingfest, nachdem er ihn aus dem Versteck unter dem Bett einer abwesenden Frau vorgelockt hatte. Die wollte der junge Mann nämlich nach ihrer Rückkehr erschießen, um seinen Vater zu rächen. Am folgenden Tag werden beide nach Paris zurückfliegen. *Simenon* läßt Maigret eine ange-

nehme Nachtruhe genießen, „ohne den Schatten eines Traumes". Natürlich. In diesem Zustand könnten Träume keinen Zweck haben.
— Das war heute eine lange Unterhaltung. Ich nehme mit nach Hause, daß ich die Bedeutung eines Traumes finden kann, wenn ich beachte: den Träumer selbst, seine Lage, die Symbole und Bewegungen, die im Traum auftreten, und die Stimmung, in der er erwacht. Es wird eine Weile dauern, ehe ich all das verdaut habe.

FÜNFTES ZWIEGESPRÄCH

Wir deuten weitere Träume

— Würden Sie mir bitte noch einmal die fünf Wegweiser erläutern, die uns helfen können, zum Verständnis eines Traumes zu gelangen?
— Warum nicht? Und Sie werden selber deuten, so daß ich sehe, wie gut Sie mich verstanden oder mißverstanden haben.
— Einverstanden! Fangen wir an!
— Hier ist einer meiner Träume.
— Oh! das wird interessant! Doch sind Sie nicht befangen, einen eigenen Traum mit mir zu besprechen?
— Wir werden sehen. — Also: Im Traum sehe ich in 50 Meter Entfernung ein Karussel, das sich langsam dreht. Kleine Boote sind mit Ketten am Dach des Karussels befestigt. In jedem sitzen zwei Leute; nicht Kinder, sondern Erwachsene. Plötzlich stürzt das eine Boot zu Boden! Ich renne hin, um zu sehen, was mit den Insassen geschehen ist; doch noch ehe ich nahekomme, sind sie unverletzt aufgestanden und gehen nach dem dunklen Hintergrund zu. — Nun, bitte deuten Sie!
— Ich kenne den Träumer, denn Sie erzählten Ihren Traum. Ist es ein alter Traum, oder hatten Sie ihn letzthin?
— Er ist alt, und ich habe ihn schon oft erzählt. — Ich war damals Anfang der Dreißiger.
— Waren Sie verheiratet?
— Ja, und ganz zufrieden.

— So muß ich herausfinden, in welcher besonderen Lage Sie waren, als Sie den erzählten Traum hatten. Hatten Sie befriedigende Arbeit?
— Ja und nein. Ich bereitete mich auf eine weitere akademische Prüfung vor, die in fünf Tagen stattfinden sollte.
— Welche Einstellung hatten Sie zu dieser Prüfung?
— Das zeigt der Traum als Ganzes. Ich kann nur sagen, daß ich ganz gut dafür gearbeitet hatte, aber gern noch mehr Zeit zur Vorbereitung gehabt hätte.
— Sie hätten also lieber noch fünfzig und nicht nur fünf Tage dafür gehabt? Ich sehe in den 50 Meter Entfernung ein Symbol für die erwünschten 50 Tage.
— Das ist möglich.
— Es fällt mir auf, daß nicht Kinder, sondern, wie betont wird, Erwachsene in dem Karussel fahren.
— Ja, es ist bemerkenswert, daß der Traumbericht dies hervorhebt.
— Das läßt mich denken, das Karussel für Erwachsene könnte Ihre dichterische Vorstellung der Universitätsprüfung sein. Ein solches Symbol würde bedeuten, daß Sie nicht viel davon halten. Sie machen aus Ihrer *alma mater* einen Vergnügungsplatz für große Kinder. Zeigt das nicht eine neurotische Entwertungstendenz?
— Vielleicht. — Die jeweils zwei Personen in einem Boot erinnern an die Sitzordnung der Kandidaten bei vorhergehenden Klausurarbeiten.
— Sind Sie jemals bei einer anderen Prüfung durchgefallen?
— Nein, das ist tatsächlich nicht vorgekommen.
— Aber Sie könnten möglicherweise diesmal durchfallen, und Sie stellen sich im Traum vor die Frage: Wie wäre es, wenn ich durchfiele? Oder: Was würde geschehen, wenn ich durchfiele? Sie probieren die Antwort mit zwei

anderen aus, die mit dem Boot herunterfallen, d. h. bei der Prüfung durchfallen.
— Sehr richtig. Und welche Antwort gebe ich mir?
— Ich überlege noch, wie ich sie formulieren soll...
— Beachten Sie die Bewegungen im Traum!
— Das Herunterfallen des Bootes ist uns als das zweite Symbol in diesem Traum klar geworden: Mißerfolg bei der Prüfung. Dann ist da Ihre rasche Bewegung zur Unfallstelle; weiterhin das gelassene Weggehen der beiden Herunter- oder Durchgefallenen nach dem dunklen Hintergrund. Sie sind nicht nur Zuschauer. Ihr Eilen zu den Opfern des Fallens kann Neugier oder auch Helfenwollen ausdrücken.
— Und das Weggehen der beiden?
— Sie machen kein Aufhebens von dem Vorfall. Als Schöpfer des Traumes lassen Sie den Unfall als unwichtig erscheinen. Die beiden Durchgefallenen können unverletzt weitergehen, auch wenn der Hindergrund, als Symbol für die Zukunft, dunkel ist.
— Alle drei drücken also aus, daß eine Prüfung keine Frage von Leben oder Tod ist.
— Sie erinnern sich noch an den Trauminhalt. Können Sie auch sagen, in welcher Stimmung Sie aufwachten?
— Ich muß nach dieser Selbsttröstung und Selbstermutigung heiter gewesen sein, denn ich verstand meinen Traum sehr schnell. Lächelten wir nicht eben auch, als wir verstanden, daß eine so altehrwürdige Institution wie eine Universität im Traum als Kinderkarussel erschien?
— Ich will nun noch einmal die so erarbeitete Deutung zusammenfassen: Der Träumer tröstet sich im vorhinein für einen möglichen Mißerfolg bei einer Universitätsprüfung, indem er sie herabwertet und für nicht lebens-

wichtig hinstellt. — Ich glaube, daß man in einer solchen Stimmung, und frei von übertriebener Spannung oder Angst, die beste Aussicht hat, eine Prüfung zu bestehen.
— Nach Ihrer erfolgreichen Deutung meines Traumes bin ich geneigt, Ihnen den Spitznamen „Josephine" beizulegen, wenn ich dabei an den biblischen Joseph denke. Der Träumer mit dem bunten Rock wurde in Pharaos Gefängnis ein erfolgreicher Traumdeuter.
— Danke schön! Aber sind Träume meist nicht viel länger und verwickelter, also viel schwerer zu verstehen?
— Da haben Sie recht. Für unsere Übung habe ich natürlich einen einfachen, kurzen Traum gewählt. Lange Träume kann man unterteilen. Jeder Teil mag einen erneuten Versuch darstellen, eine mögliche Antwort auf eine drängende Frage zu finden. Wenn kein Traumversuch befriedigend auslief, und der Träumer unfroh aufgewacht ist und nun auch am Tage das schwebende Problem noch nicht gelöst hat, mag er in der kommenden Nacht weitere Traumlösungen versuchen.
— Ich würde gern versuchen, zur Übung noch einen anderen Traum zu deuten.
— Schön. Also an die Arbeit, liebe Josephine! — Hören Sie folgenden Traum, der unsere Auffassung gut veranschaulicht, wie mir Studenten sagten, mit denen ich ihn besprach: Ich ließ meine Finger durch einen schönen langen Bart gleiten und fühlte mich dabei ganz zufrieden. Doch sagte ich zu mir selbst: „Das ging schnell! Gestern abend warst du noch glattrasiert."
— Das ist eine harte Nuß. Da ist nur die sichtbare Bewegung Ihrer Finger durch den Bart. Eine andere Bewegung ist nur angedeutet: das überraschend schnelle Wachsen dieses Bartes. Keine bedeutsame Bewegung zwischen mehreren Traumfiguren. Ich könnte nicht sa-

gen, welches der drei Lebensprobleme Ihnen zu schaffen machte.
— Vielleicht gibt es noch andere, besondere Probleme. Ich kann nur sagen, daß ich damals ein gut geordnetes, zufriedenes Leben führte.
— Damals! Wann war das?
— Ich näherte mich den Fünfzigern.
— Hatten Sie damals einen Bart?
— Nein. Als junger Mann trug ich vorübergehend ein Schnurrbärtchen.
— Ich weiß nicht, was ich sonst noch fragen könnte.
— Ich werde Sie mit einem *weiteren Hilfsmittel* bekanntmachen; das sechste, wenn Sie gern zählen. Es geht auf *Sigmund Freud* zurück, der es in schönem Deutsch „*freie Einfälle*" nannte. (Manche sprechen von „*Ideenassoziationen*"...) Der Deuter bittet den Träumer, schnell und zwanglos zu sagen, was ihm in den Sinn kommt, wenn er an diesen oder jenen Teil des Traumes denkt. Diese Einfälle können den versteckten Traumgehalt enthüllen.
— Gut. Bitte sagen Sie mir also, ob Ihnen zu diesem Traumbart etwas einfiel.
— Bei meiner Selbstdeutung hatte ich auf einmal zwei Einfälle. Erstens dachte ich daran, daß ich am vorangehenden Tage in der Zeitung das Bild einer Hundertjährigen gesehen hatte. Als ich näher hinsah, fand ich, daß sie einen ganz ansehnlichen Bart hatte. — Und dann dachte ich daran, daß mich mein Haarschneider letzthin ziemlich taktlos darauf hingewiesen hatte, daß ich anfange, eine Glatze zu bekommen...
— Und mir fällt jetzt ein, daß mein Vater etwas bedrückt war, als er seine ersten grauen Haare entdeckte. Ziemlich schnippisch versuchte ich, ihn mit dem Hinweis zu trösten, daß viele Frauen ergrauende Männer vorzie-

hen. — Befaßten Sie sich in Ihrem Traum nicht mit dem Altern?
— Richtig; und ich kann hinzufügen, daß es sich bei diesem Traum um eine Art von Training handelte, das Altern gelassen hinzunehmen. (Das verhütet späteres Ausbrechen einer „Altersneurose".)
— Wie in dem vorher erzählten Traum ist auch hier der Zweck: Selbsttröstung, Selbstermutigung zum Hinnehmen des wirklich Unvermeidlichen. Demnach sind Sie sicher nicht neurotisch!
— Seien Sie vorsichtig mit solchen Annahmen! Die besprochenen Träume zeigen sicher weder Angst noch andere Zeichen von seelischer Störung, wie das bei den ersten beiden Träumen der Fall war, die wir als „neurotisch" bezeichneten. Doch dürfen wir jemand nicht leichtfertig neurotisch oder nichtneurotisch nennen. Um ein richtiges Bild von einem Menschen zu bekommen, muß man viele Einzelheiten seines Lebens beobachten und richtig deuten, z. B. auch seine frühesten Kindheitserinnerungen, Fehlleistungen, usw. Für unsere Übung hatte ich natürlich nicht Träume ausgesucht, die mich in ein ungünstiges Licht setzen würden. Wie jeder andere ringende Mensch, so hatte auch ich Träume von Entmutigung, Selbstbemitleidung, Hilflosigkeit. Wenn ich heutzutage froh und frisch erwache, dann frage ich mich kaum noch, mit welchen Träumen ich mich in gute Stimmung gebracht haben mag. Und wenn ich verstimmt aufwache, und von einem schlechten Traum bedrückt bin, dann pflege ich zu sagen: Kopf hoch, alter Junge! Mach dir das Leben nicht mit dummen Träumen noch schwerer als es ist. Mit heiterem Mut geht alles viel besser!
— Ich wünschte ich könnte das auch...
— Sollten unsere Gespräche Sie nicht dazu angeleitet ha-

ben, Ihre Menschenkenntnis zu verbessern, sich selber besser zu verstehen und zu behandeln? Und zu sehen, daß wir mehr erfinderisch und schöpferisch sein können, als Menschen gewöhnlich denken?
— Sollte ich nun Grete bitten, mir ihre Träume zu erzählen, um sie ihr zu deuten?
— Tun Sie das nicht! Wenn sie Ihnen aber spontan welche erzählt, dann versuchen Sie, darin die positiven Elemente zu entdecken, und machen Sie nichts aus den negativen. Weisen Sie Grete auf ihr schöpferisches Tun im Traum hin, das schreckliche, doch auch komischheitere Vorgänge hervorbringt. Wenn Sie ihr, noch nicht sehr geschickt, die ganze vielleicht erdrückende Wahrheit unterbreiten würden, die im Traum aufscheint, dann könnten Sie ihr nicht die ermutigende Freundin sein, die sie nötig hat. Erinnern Sie sich an das Leitwort: Liebe Deinen Nächsten mehr als die Wahrheit!
— Sie haben Recht.
— Sie sind eine tüchtige Sekretärin — versuchen Sie nicht, außerdem den Psychotherapeuten zu spielen. Seien Sie Grete und ihrem Mann eine gute, verständnisvolle und ermutigende Freundin.
— ...
— Sie lächeln? — Sehen Sie, wir können klagen, daß eine Flasche Wein halb leer ist. Wir können uns auch freuen, daß sie halb voll ist! Selbst wenn wir einsehen, daß ein Mensch neurotisch ist, können wir finden, daß er manche wertvolle Fähigkeiten aufweist und gute Anlagen, die er entwickeln und üben kann. Durch einfaches, freundliches Verhalten können wir ihm dazu die Möglichkeit und den Mut geben.
— Heute ende ich mit „Amen!"

SECHSTES ZWIEGESPRÄCH

Habe ich Mut?

— Sie haben oft Entmutigung als Grundlage neurotischen Verhaltens angeführt und Ermutigung als „Gegengift" empfohlen. Wie kann ich herausfinden, wie es mit meinem Mut steht? Was meinen Sie mit „*Mut*"? Hat dieser Begriff nicht für verschiedene Menschen eine verschiedene Bedeutung?
— Gewiß; und er hat eine besondere Bedeutung für den Individualpsychologen. Meinen Sie etwa, daß jemand Mut zeigt, wenn er eine tollkühne Tat begeht?
— Kaum. Doch scheinen mir auch Hochmut und Demut kein mutiges Verhalten darzustellen.
— Und wie steht es mit Todesverachtung?
— Die kann Tollkühnheit sein und nicht Lebensmut.
— Manche sagen, daß mutige Menschen stahlhart sind; doch meine ich, daß unser Mut etwas Feineres, etwas Menschlicheres ist, als Stahl.
— Manche sprechen von „Courage". Das finde ich häßlich und überflüssig. Und sich Courage oder Mut „antrinken" ist eine abscheuliche Redensart.
— Dem stimme ich zu. Sie wissen wohl, daß das französische Wort *courage* vom lateinischen Wort *cor* abgeleitet ist. Das bedeutet „*Herz*". Und man kann wohl sagen, daß ein mutiger Mensch „das Herz auf dem rechten Flecke hat" und alle Aufgaben herzhaft anpackt. Ein Wörterbuch wird erklären, Mut sei die Festigkeit von Verstand und Willen im Angesicht von Gefahr oder un-

gewöhnlichen Schwierigkeiten. Was halten Sie von dieser Begriffsbestimmung?
— Ich bemerke, Sie gebrauchen das deutsche Wort für „Definition". Sie ist sehr allgemein. Sie sagt mir nichts über mich selbst.
— Seien wir uns zunächst darüber klar, daß Mut nicht etwas Abstraktes, nicht etwas „an sich" ist. Auch *Kants* „Ding-an-sich" ist eine Fiktion. Mut ist auch nicht ein Teil des Menschen. Was meinen Sie: zeigen Sie Ihren Mut durch Gedanken, Gefühle oder Taten?
— Ich bin nicht sicher. Vielleicht durch alle drei.
— Wir könnten sagen, Mut besteht in der Haltung des Menschen zum Leben und seinen Aufgaben. Er zeigt sich in allem, was wir denken, fühlen und tun, wenn es echt mitmenschlich ist. Ein mutiger Mensch wird sich nicht minderwertig fühlen und denken, ein anderer sei als Mensch mehr wert als er selber, weil jener vielleicht einen Orden oder Titel hat. Die können natürlich Ausdruck von besonderer, erworbener Leistungsfähigkeit sein. Er wird sich bei Schwierigkeiten nicht unglücklich fühlen und die Hände in den Schoß legen. Er wird etwas tun und sich sagen: Schwierigkeiten sind dazu da, überwunden zu werden. Der Mensch ohne Mut wird Gott und die Menschen anklagen, daß die Welt so ist, wie sie ist, und kein Schlaraffenland. Er wird nichts zur Verbesserung des menschlichen Zustandes beitragen.
— Schön; nun mag ich manchmal früh nicht aufstehen. Ich warte, bis meine Mutter kommt und mich aufjagt. Manchmal komme ich zu spät ins Büro. Das ist keine Haltung, die Mut darstellt, nicht wahr?
— Sie wissen es selbst.
— Aber meine Freundin sagte mir letzthin, ich war mutig,

als ich einen jungen Schwarzen gegen die Verspottung durch dumme Weiße verteidigte.
— Das war eine löbliche Haltung, auch wenn Sie sich dadurch über die anderen erhaben fühlen konnten. Doch werfen wir niemand Eitelkeit vor, wenn sie zu einer anerkennenswerten Leistung oder Tat führt.
— Das ist eine feine Unterscheidung. Lächerlich wäre Eitelkeit also nur, wenn sie leer ist und kein Verdienst hinter ihr steht. Kaum jemand wird wohl stets gleichzeitig mutig und frei von Eitelkeit sein. — Da ist nun ein junger Mann, der sagt, er wolle mich heiraten. Ich mag ihn nicht. Fehlte es mir wieder an Mut, als ich mich gestern Abend von ihm küssen ließ, anstatt ihn abzuwehren?
— Finden Sie die Antwort selbst! — Oft gehört in der Tat Mut dazu, deutlich und bestimmt „Nein" zu sagen. Menschen erlauben anderen manchmal (ich könnte auch sagen: zu oft), sie wie Dinge zu behandeln, sie zu „manipulieren". Sie würden auch keinem Unterdrücker zu widerstehen wagen, sei es nun ein Verwandter, ein Schultyrann, ein herrschsüchtiger Führer.
— Natürlich muß ein demokratischer Bürger mehr Mut haben, sich einem Diktator zu widersetzen, als einen Menschen gegen anderer Herabsetzung zu verteidigen, einen Bewerber deutlich abzulehnen ...
— ... und darf ich lächelnd hinzufügen: oder pünktlich aufzustehen und rechtzeitig ins Geschäft zu gehen.
— Sie haben Recht. Es gibt also Mut verschiedenen Grades. Würde der nicht außergewöhnlich viel Mut haben, der in den Fluß springt, um ein ertrinkendes Kind zu retten?
— Wären Sie dazu fähig?
— Ich weiß nicht ...
— Könnte jemand das tun und doch arbeitsfaul sein, es ablehnen, einem Freund mit einer kleinen Anleihe zu

helfen, zu stehlen, sich vor Ehe und Vaterschaft zu fürchten?
— Das ist schwer zu sagen. Natürlich preisen wir mit Recht den Mann, der einem Kind das Leben rettet. Das mag für einen guten Schwimmer nicht gefährlich sein. Der Wunsch, als Held bewundert zu werden, könnte auch ein Beweggrund dafür sein. Vielleicht hätte er sich nicht naß machen mögen, wenn nicht seine Freundin dabeigewesen wäre, die ihn dazu herausforderte und die er beeindrucken wollte...
— Sie betrachten jetzt den Vorgang richtig im Zusammenhang. Das allein kann uns vor Fehlschlüssen über das Verhalten eines Menschen bewahren.
— Man kann ja auch nicht sicher sein, daß zum Sturmangriff vorgehende Soldaten den Mut haben, den die Daheimgebliebenen so oft zu loben pflegen.
— Man kann es nicht. Soldaten unterliegen Strafen, wenn sie einen Befehl nicht ausführen. Sie können wegen Fahnenflucht vor dem Feind erschossen werden.
— Und die Heeresleitung glaubt wohl auch nicht so ganz an den Mut ihrer Soldaten, wenn sie ihnen vor einem Sturmangriff Alkohol spendet...
— Und spricht es für den Mut bei unbeugsamen Terroristen, wenn sie wissen, daß sie mit ihren Untaten für eine Weile im Lichte der Weltöffentlichkeit stehen können? Die Massenmedien unserer Tage fördern die Eitelkeit nichtswürdiger Personen.
— Auch andere Gewalttäter, die gewagte Schritte unternehmen, werden manchmal fälschlicherweise bewundert. Sie fühlen sich als „Helden". Sie glauben der Polizei überlegen zu sein, welche die Gesellschaft zu schützen hat. Sie rechnen damit, bei ihren Untaten nicht erwischt zu werden.

— Wenn man unter Menschen lebt, die sich gegenseitig vertrauen, weil sonst das Leben in der Gesellschaft unmöglich wäre, dann ist es ein elender Erfolg, sich durch Vertrauensbruch zu bereichern oder andere in seine Gewalt zu bringen. Und kann überhaupt jemand als mutig gelten, der andere schädigt?
— Gewiß nicht. Es ist mir nun klar, daß Gedanken, Gefühle und Handlungen nur dann als mutig anerkannt werden können, wenn sie niemand schaden und andere fördern. Natürlich kann hinter guten Taten auch Eitelkeit stecken, die wir so weit wie möglich übersehen mögen. Aber sagen Sie, könnte der ein mutiger Mensch sein, der schöne, weltbeglückende Träume hat und eindrucksvolle Predigten hält — und das Handeln anderen überläßt?
— Das hängt von der geschichtlichen Lage der Gesellschaft ab, also vom Zusammenhang, in dem Träume, vielleicht Utopien, ersonnen, oder Reden, vielleicht begeisterte Aufrufe zur Menschlichkeit, gehalten werden. Man sollte einen Träumer oder Prediger nicht verachten, wenn er Wege in eine bessere Zukunft zeigt, die erst später gangbar werden. Doch das Bauen von bloßen Luftschlössern ist Sache mutloser Menschen.
— Der Zusammenhang ist oft nicht leicht zu überblicken.
— Gewiß. Was meinen Sie, wenn wir das Ergebnis unserer Unterhaltung in folgende Gleichung kleiden:
Mut = Tätigkeit + Gemeinschaftsgefühl?
— Das ist klar und deutlich. Und wie steht es mit dem „*Willen*", der in der Definition genannt wurde, die Sie anführten?
— „Wille" ist ein unklarer Begriff. Ein Erzieher mißbraucht ihn, wenn er seine Zöglinge zum „*Wollen*" aufruft, als ob „Wille" eine geistige Macht sei, durch die

man anders und besser werden kann. Entmutigte sagen manchmal, es war Gottes Wille, wenn sie sich von einer Schwierigkeit unterkriegen ließen. Sie vergessen gern, daß ihnen ihr Schöpfer auch die Freiheit gab, selber zwischen sündhaftem und tugendhaftem Leben zu wählen. So lange jemand von seinem guten Willen spricht, geschieht noch nichts.

— Es ist also immer sein zielstrebiges Tun, das den Mut eines Menschen ausmacht. Der Begriff „Wille" besagt dabei nichts?

— Wie es unsere Gleichung ausdrückt: Tätigkeit plus Gemeinschaftsgefühl. Braucht jemand „guten Willen", um nützlich zu leben, wenn es sein Ziel ist, ein rechter Mitmensch zu sein? Und macht eine Mutter eine Willensanstrengung, wenn sie ihr Kind versorgt?

— Sie meinen also, wenn jemand von Nächstenliebe oder von menschlicher Solidarität bewegt wird, dann hat „Wille" keine Bedeutung für ihn, weil er ganz einfach in seinem Verhalten von seinem Ziel bestimmt wird? Das selbstgewählte Ziel ist also wie eine neue Ursache für sein Verhalten?

— Das ist trefflich gesagt. Auch kann niemand etwas „wollen", was gegen sein eigenes Ziel verstößt. Wir können also unseren Begriff von Mut auch bestimmen als die positive Gesamthaltung eines Menschen zum Leben und zu seinen Mitmenschen. Er zeigt sich in allen seinen Gedanken, Gefühlen und Einzelhandlungen. Wer also zum Leben „Ja!" sagt und weiß, daß rechtes Leben nur im Kreise gleichwertiger und zusammenwirkender Menschen möglich ist, der kann niemals entmutigt werden und sich neurotisch verhalten. Zum Leben gehört auch das Sterben, doch andere vorsätzlich zu töten ist Zeichen größter Entmutigung.

— Es scheint mir, daß diese Lebenslehre sich in den Werken aller großen Dichter findet, von der Bibel über *Shakespeare, Goethe, Dostojewsky* bis zu *Solschenizyn*. Die Menschheit kann stolz darauf sein und sich immer wieder daran erbauen, in welcher Sprache sie auch ursprünglich geschrieben wurden. Und wissen Sie, was ich heute Abend tun werde?
— Nein, das weiß ich nicht.
— Ich werde meine Tagebucheintragung mit den Worten beginnen: Mut ist die schöne Gesamthaltung zum Leben, die jeder üben kann, der den Schwierigkeiten des menschlichen Daseins nicht ausweicht und sie im Zusammenwirken mit seinesgleichen meistert. Sie müssen mir noch weiter helfen, immer mutiger zu werden.
— Das will ich zu tun versuchen.

SIEBENTES ZWIEGESPRÄCH

Ermutiger und Entmutiger

— Haben Sie in Ihrem Leben viele ermutigende Menschen getroffen? Können Sie mir von einigen erzählen, die Sie besonders ermutigten?
— Wir sollten später einmal das Verhaltensschema, den Lebensstil, von hervorragenden Menschen im Hinblick auf ihren Mut betrachten. Lassen Sie mich heute zunächst ganz allgemein sagen, daß es für mutige Menschen oft „zweite Natur" ist, andere zu ermutigen. Wohl haben manche Schriftsteller besondere Kunstgriffe empfohlen, wie man Freunde gewinnt, doch kann man mit Tricks allein nicht ermutigen. Ich hatte das Glück, nicht nur entmutigende Eltern, Lehrer und Kollegen zu haben; ich begegnete auch vielen Menschen, einfachen und hervorragenden, denen ich für ihre Ermutigung dankbar bin.
— Vielleicht merken wir es oft gar nicht, wenn wir andere entmutigen?
— Das ist leider wahr; doch ob wir uns dessen bewußt werden oder nicht: die natürliche Folge ist, daß Ermutiger selbst beliebt sind und viele Freunde haben, und daß Entmutiger unbeliebt und ohne Freunde sind. Ich glaube, daß jeder mit gesundem Menschenverstand das Ermutigen lernen kann. Er muß sich gewisser Techniken bewußt werden und vor allem beobachten, welche Wirkung er auf andere ausübt.
— Es genügt also nicht, jemandem, der sich gehen läßt, auf

die Schulter zu klopfen und ihm zu sagen, er solle allen Mut zusammennehmen.
— Man muß auch merken, daß man etwas falsch gemacht hat, wenn der andere sagt: „Oh! Sie wollen mich nur ermutigen!" Er darf unsere Absicht nicht merken, sonst ist er verstimmt. Das hat schon *Goethe* gesagt.
— Können Sie mir einige praktische Winke geben?
— Die allgemeine Grundlage für alles Ermutigen ist, mit dem Entmutigten, dem Neurotiker, so umzugehen, als sei er schon so mutig, wie es zu sein ihm gut täte. Man nimmt ihn für voll, gibt ihm einen Vertrauensvorschuß.
— Was kann ich im besonderen tun?
— Ihm aufmerksam zuhören und Teilnahme beweisen, wenn er etwas erzählt; ihn von seinem Standpunkt aus zu verstehen suchen. Das schafft eine Stimmung, in der sich eine fruchtbare Verständigung ergibt. Also: nicht kurz angebunden befehlen; kein Abweisen; kein Bestehen auf höherem Alter oder größerer Erfahrung; kein „Manipulieren".
— Soll ich sein falsches Verhalten nicht kritisieren?
— Man wird immer zu vermeiden suchen, des anderen Worte, Gefühle oder Handlungen zu kritisieren, auch wenn man sie für falsch hält. Dagegen wird man alles Rechte, das man an ihm entdecken kann, betonen. Also: keine Fehler vorwerfen, doch alles anerkennen, was er gut gemacht oder schon erreicht hat, wie wenig es auch sein mag. Diese Anerkennung muß ruhig und ehrlich sein, ohne Übertreibung. Man sage z. B. nicht: „Da hast du wiedermal 20 Fehler auf einer Seite gemacht!", sondern: „Schau, die dritte Zeile ist ganz fehlerfrei!" — Nicht: „Das war wieder falsch; du lernst es doch nie!", sondern: „Das nächste Mal wird es vielleicht besser gehen." Nicht: „Was für ein wunderbarer Junge du

bist!", sondern genau: „Das war gut, daß du für mich einkaufen gingst; ich konnte inzwischen einen Geburtstagsbrief an meine alte Freundin schreiben."
— Was sagen Sie zu dem oft diskutierten Problem von Belohnung und Strafe?
— Viele Lehrer und auch Eltern haben noch nicht die Einsicht gewonnen, daß bei rechter Erziehung weder Belohnung noch Strafe am Platz sind. Wenn ich einen anderen bestrafe oder belohne (vielleicht ihm einen Orden gebe), dann hebe ich meine Überlegenheit hervor und lasse ihn seine Abhängigkeit von mir fühlen. Kann das eine dauerhafte Ermutigung zu verantwortlichem, freudigen Handeln sein? Wir werden den anderen weder beschämen noch uns über ihn erheben. Mut wächst am besten auf dem Felde menschlicher Gleichberechtigung.
— Es kommt mir eben in den Sinn, daß ein übermäßig gelobtes Kind sehr eitel werden kann. Ein anderes mag auch denken, es habe Schwächen und Unvollkommenheiten, die der Lobende gar nicht kennt. So empfindet er dessen lobende Bemerkungen als leer oder falsch. Er mag auch das, was als Ermutigung gemeint war, als Schmeichelei empfinden und sich fragen, ob der Lobende in der Lage ist, seine Bemühungen und Fehler richtig zu beurteilen.
— Auch das ist sehr wahr. — Man kann es auch so einrichten, daß der zu Ermutigende einen kleinen Erfolg erlebt. Wenn man ihn zum Beispiel als „Fachmann" um eine Auskunft über etwas bittet, wovon man weiß, daß er darüber gut Bescheid weiß, dann läßt man ihn erleben, daß er einem geholfen hat. Man kann auch in dieser Hinsicht erfinderisch werden. Nichts ermutigt den Menschen mehr, als ein Erfolg. So kann der gute Freund einen Nebenmenschen zu immer bedeutsameren Leistun-

gen auf allen Gebieten des Lebens leiten. Neurotische Züge wie Neid und Eifersucht, Zögern, Abschieben jeder Schuld auf andere, blinder Ehrgeiz, usw. kann der Neurotiker dann langsam aufgeben. Sein Selbstwertgefühl wächst, wenn wir es erreichen, ihm rechte Erfolgsmöglichkeiten zu verschaffen.

— Natürlich, das weiß ich schon, muß in sehr ernsten Fällen ein beruflicher Nach- und Umerzieher gewonnen werden, ein Psychotherapeut.
— Gewiß; doch jeder, der sich als Mitmensch fühlt, wird sich im Ermutigen üben und vereinsamte Menschen zur Eingliederung in eine Gemeinschaft bringen, die sie zu Mitmenschen macht. Und wenn man in einer schwierigen Lage gar nicht weiß, was man sagen oder tun soll, dann ist, wie ich schon einmal sagte, Schweigen der kleinste Fehler, den man begehen kann.
— All das scheint nicht so schwer zu sein. Ich werde versuchen, das Gelernte anzuwenden. Doch könnten Sie mir nicht einen bestimmten Fall näher schildern?
— Mein Klavierunterricht dürfte vieles von dem erhellen, was ich gesagt habe.
— Ich bin leider ganz unmusikalisch ...
— Das könnte ein Irrtum sein; doch hören Sie: Ich war etwa vierzehn Jahre alt, als meine Eltern einen Blüthner-Flügel erwarben. Sie gaben mir einen ausgezeichneten Musiker als Lehrer. Vor und nach jeder Stunde spielte er mir meisterhaft vor. Er sah mich dabei lächelnd an, um meiner Bewunderung sicher zu sein — wie ich jetzt verstehe. Als ich ihn einmal bat, mir etwas von Musiktheorie beizubringen, sagte er, das komme erst viel später. — Ich war nicht glücklich bei meinen täglichen unmelodischen Fingerübungen. Ich hatte auch Stücke so lange zu wiederholen, bis sie „gingen". Ich sollte sie

nämlich schnell beherrschen lernen, um sie vorspielen zu können, wenn Besuch kam. Ich übte unregelmäßig, ohne Freude am Spielen und schlug oft nervös falsche Tasten an, wenn mein Lehrer mich anhörte.
— Was war an alledem falsch?
— Sie sehen, daß er durch sein glänzendes Vorspielen die große Unterlegenheit des Anfängers unterstrich. Er kam mir eifrigem jungen Menschen nicht verständnisvoll nahe. Seine selbstgefällige Vorspielerei, die mich ungeduldig machte, trug nicht dazu bei, zwischen uns beiden und dem Flügel eine fruchtbare Beziehung entstehen zu lassen. Er nährte nicht meine vorhandene Liebe zur Musik und ließ mich eine altmodische Klavierschule durchnehmen, die größten Wert auf Fingerübungen legte.
— Wie lange dauerte das?
— Ein paar Monate.
— Dann gaben Sie das Klavierspielen entmutigt auf?
— Oh, ich sagte nicht offen, daß ich Schluß machen möchte. Dazu fehlte mir damals noch der Mut. Würde ich nicht durch das Aufgeben der Stunden das Geständnis ablegen, daß ich kein „Talent", keine „Gabe" für Musik habe? Mein Selbstwertgefühl hätte diese Erniedrigung nicht ertragen können.
— Und was geschah?
— Meine Hände begannen beim Spielen so zu schwitzen, daß die Tasten während der Klavierstunde naß wurden. Weder der Lehrer noch meine Eltern noch damals ich selbst, verstanden, daß meine ungewöhnliche Schweißabsonderung ein „psychosomatisches" Symptom war, das ein entmutigter Junge unbewußt hervorbrachte. Ich sagte auf diese Art, daß ich genug hatte. So konnten die Stunden mit allseitigem Bedauern aufhören, ohne daß meiner musikalischen Ehre Abbruch getan wurde.

— Haben Sie sich das ganze Leben lang vom Klavier ferngehalten?
— Oh nein! Während einer Reihe von Jahren spielte ich (mit trockenen Händen) bei jeder passenden und unpassenden Gelegenheit zwei oder drei kleine Stücke vor, die ich auswendig gelernt hatte. Das mag für die Zuhörer kein Vergnügen gewesen sein. Es lag mir aber nicht daran, zu bemerken, daß sie hinter meinem Rücken lächelten oder gähnten ...
— ... denn das paßte Ihnen nicht in den Kram! Das verstehe ich nun, daß wir nicht wahrnehmen, was uns unangenehm ist. Können Sie mir dagegen etwas von einem Ermutiger erzählen?
— Um beim Klavierspielen zu bleiben: ich wurde zwar kein guter Spieler, den andere gern anhören; doch spiele ich jetzt fast täglich zu meiner Erholung einfache Stücke klassischer Komponisten von *Bach* über *Mozart* und *Chopin* zu *Schubert*.
— Wie kamen Sie dazu?
— Durch einen Lehrgang im „Prima-Vista-Spielen", den *Leonhard Deutsch* Ende der zwanziger Jahre herausgegeben hatte. *Deutsch* (3) war ein Anhänger von *Alfred Adler*, und ich begegnete ihm 1930 auf einem individualpsychologischen Kongreß in Berlin, wo er einen Vortrag hielt.
— Was gab er Ihnen Neues?
— Er vertrat die Auffassung, daß Musik nur dann Gemeingut werden könne, wenn man die Allgemeinheit fürs Musizieren gewinne. Ich nahm also nun seine Elementarschule für das „Vomblattspielen" vor, die aus klangvollen Volksliedern aller Völker bestand, und spielte langsam, doch fehlerlos, die Lieder ab, die zunehmend komplizierter wurden. Ohne daß ich die Stücke

mechanisch drillte, wuchsen bei diesem Ablesen sowohl mein musikalischer Gesichtskreis als auch das Geschick der Finger. Keines Menschen Selbstgefälligkeit störte mehr meine einfache Freundschaft mit dem Klavier.
— Haben Sie das Vomblattspielen guter Stücke lange fortgesetzt?
— In meinem überaus bewegten Leben sah ich manchmal jahrelang kein Klavier; doch schlief unsere Freundschaft nicht ein. Als ich sechzig Jahre alt wurde, schenkte mir meine Frau ein Klavier zum Geburtstag, und nun kehre ich oft erfrischt an meinen Schreibtisch zurück, nachdem ich für eine Weile ein Menuett von *Beethoven*, eine Sarabande von *Händel* oder etwas anderes gespielt habe.
— Ich habe nie Klavier oder Geige spielen gelernt. Hätte ich mich nicht davon überzeugen lassen, daß Neid eine lebenverneinende Einstellung ist, dann könnte ich Sie um diese Erfahrung beneiden.
— Nichts hindert Sie daran, etwas Ähnliches durchzuführen.
— Das stimmt schon. Wissen Sie, Ihr Bericht erinnert mich an einen erfolgreichen jungen Komponisten. Ich kenne ihn gut. Er erzählte mir, daß er als unglücklicher Schüler von Kameraden für stumpfsinnig und mehr oder weniger verrückt gehalten wurde. Eine elende Zeit für ihn. Sein Selbstwertgefühl wurde jedoch nicht ganz zerstört, denn seine Eltern konnten ihm eine Klavierlehrerin finden, die ihn zu ermutigen wußte. Sie verhalf ihm zu musikalischem und auch menschlichem Reifen.
— Das ist ein sehr interessanter, weil seltener Fall.
— Wer hat Sie zum Schriftstellern ermutigt?
— Da fällt mir zunächst ein Deutschlehrer ein. Der hat mein Verständnis für Dichtung geweckt. Ich gab ihm einmal ein Märchen zu lesen, dessen Hintergrund eine

junge Liebschaft war und Eifersucht auf einen anderen Jungen. Er ahnte das wohl und las es teilnahmsvoll durch. Das allein war ermutigend für mich und nichts änderte daran die Tatsache, daß er mir riet, es noch nicht einer Zeitung zum Abdruck anzubieten. — Ein paar Jahre später schickte ich *Hans Reimann* (4) einen kleinen Aufsatz für seine politisch-literarische Wochenschrift *Der Drache*. Er kam mit dem üblichen Vordruck einer dankenden Ablehnung zurück, doch stand darunter mit Bleistift geschrieben: „Aber lassen Sie sich nicht entmutigen!" Vor mehreren Jahren erzählte ich dem alten Mann in einem Brief diese mir so wertvolle Erinnerung. Als Antwort bekam ich nach ein paar Wochen einen Brief seiner Frau, die mir mitteilte, *H. R.* sei gestorben, habe aber vor seinem Tode noch von meinem Dankbrief Kenntnis nehmen können.
— Das ist wirklich rührend ...
— Wie trefflich der Ausdruck „sich nicht entmutigen lassen"! Es hängt in der Tat von uns selber ab, ob wir einer Entmutigung Einlaß gewähren in unsere Seele oder nicht.
— Hatten Sie einen ermutigenden Fahrlehrer?
— Die Geschichte meines Fahrenlernens ähnelt in manchem der des Klavierspielenlernens. Da Sie nun angefangen haben, mit unserer Ermutigungstechnik vertraut zu werden, werde ich mich bei meinem Erzählen von Zeit zu Zeit unterbrechen. Sie können dann versuchen, den Ent- oder Ermutigungsvorgang begrifflich auszudrücken. Wissen Sie, wie ich das meine?
— Ich muß lachen, denn kürzlich fand ich in einem mir unverständlichen psychologischen Schmöker das Fremdwort „konzeptualisieren". Ein befreundeter Student sagte mir, das bedeute „etwas in Begriffe fassen", oder,

wie Sie sagen, „begrifflich ausdrücken". Konzepte, das weiß ich, sind Wörter, die abstrakt eine umständliche Tatsache oder Regel ausdrücken.
— Also los! Meine Lehrzeit erstreckte sich über zwei Jahre. Infolge von Krankheiten und Aufenthalt im Ausland unterbrach ich die Fahrschule mehrmals. Ich war schon sechzig, als ich damit anfing, und fiel bei der Prüfung mehrfach durch, ehe ich den Führerschein bekam.
— Was half Ihnen, sich durch diese Fehlschläge nicht entmutigen zu lassen?
— Sie mögen mich belächeln, aber ich wußte vom Hörensagen, daß *Adler* schon sechzig Jahre alt war, als er Autofahren lernte. Warum sollte es schließlich nicht auch mir gelingen?
— Also: das Vorbild ermutigte. Die Umstände waren hier ganz andere, als zu der Zeit, da der Klavierlehrer sich als überragendes Vorbild aufdrängte.
— Gut; es hängt also immer vom besonderen Zusammenhang ab, ob ein Vorbild, ein Beispiel, ein Muster, ermutigt oder entmutigt.
— Erzählen Sie nun bitte von Ihren Fahrlehrern!
— Der erste gab mir freundlich, doch kurz und bündig, die notwendigen Erklärungen und ließ mich langsam losfahren. Als ich merkte, daß mir der Wagen gehorchte, fühlte ich mich so erhaben, wie Jahre vorher, da ich bei einem Reitkursus erlebte, daß ich mein Pferd meistern konnte.
— Also waren Sachlichkeit des Lehrers und sein Arrangieren eines Erfolgserlebnisses die Ermutigungsfaktoren.
— Sie reden schon wie ein Buch! Bravo!
— Meinen Sie?
— Leider hatte ich nur eine Stunde mit diesem Mann. Der zweite Fahrlehrer pries erst seine „eigene", „besondere"

Methode und erklärte mir dann die ganze Zeit technische Einzelheiten. Ich hatte all das in dem Buch gelesen, das die Fahrschule ihren Lernern verkauft.
— Ich formuliere: Entmutigung durch Eitelkeit und Langweiligkeit.
— Schließlich sagte ich ihm etwas ungeduldig, daß ich bei einem früheren Lehrer schon gefahren sei; ich wolle das jetzt auch tun. Er konnte dem nicht widerstehen, doch war er verdrossen.
— Entmutigungsfaktor: Trennung von Theorie und Praxis.
— Gut. Aus besonderen Gründen ging ich dann zu einer Zweigstelle dieser Fahrschule. Wie froh war ich, von dem langweiligen Kerl loszukommen! Zum Abschied gab er mir den Rat, dort um einen kleinen Wagen zu bitten, den man leichter handhaben kann ...
— Mangel an Vertrauen zum Lernenden. (Vielleicht fehlte es ihm an Selbstvertrauen.)
— Das sagte ich mir auch. Als der nächste Fahrlehrer hörte, ich sei von Beruf Lehrer, sagte er, er würde sehr schwer mit mir arbeiten müssen, denn Lehrer, Ärzte und ähnliche Leute seien schlechte Fahrschüler.
— Wie albern!
— Vielleicht gibt es Statistiken, die dies erhärten; doch ist jeder Fahrschüler eine einmalige Person, über die Statistiken nichts besagen. Er gab mir nicht die frohe Zuversicht, daß ich unter seiner Leitung bald Erfolg haben werde.
— Also: nichtssagende Verallgemeinerungen können entmutigen.
— Schön. Als dieser Scheingelehrte mein Alter erfragt hatte, sagte er, man müsse für jedes Lebensjahr eine Unterrichtsstunde rechnen, ehe man zur Prüfung gehen kann.

— Wie überwanden Sie die mögliche Entmutigung dieser zweiten unzulässigen Verallgemeinerung?
— Ich sagte scherzhaft: „Wenn mein Enkelsohn drei Jahre alt sein wird, dann schicke ich ihn zu Ihnen, und in drei Stunden machen Sie ihn prüfungsreif!
— Hatte er denn nichts Ermutigendes an sich?
— Hören Sie! Am Ende der ersten Stunde zeigte er mir eine Zigarettenschachtel und sagte, dies sei die Marke, die seine Schüler ihm zu geben pflegen.
— Unverschämt!
— Ich wehrte diesen ungehörigen Wink mit dem Zaunspfahl ab, indem ich sagte: „Ich bin Nichtraucher und möchte nicht dazu beitragen, daß Sie mit vierzig Jahren einen Lungenkrebs bekommen."
— Lernten Sie trotz alledem etwas bei ihm?
— Nicht viel; und bald war sein Nachfolger eine junge Frau, die ihre schönen Beine durch einen „Minirock" zur Geltung brachte. Als sie gehört hatte, daß meine Prüfung in zwei Wochen stattfinden sollte, rief sie aus: „Nur durch ein Wunder können Sie durchkommen!" Da vor der Prüfung noch eine ganze Anzahl von Stunden festgelegt waren, sagte ich kühn: „Wir beide müssen dieses Wunder vollbringen!"
— Diese unkluge Frau wußte nicht: Die entsprechende Erwartung beeinflußt Erfolg oder Mißerfolg.
— Als Ermutiger wird man auch folgendes beachten: Wenn wir jemand sachlich und freundlich vor einem Unternehmen gewarnt haben, dann würden wir beim Fehlschlag seine Entmutigung noch verstärken, sagten wir: „Siehst du, das habe ich dir vorausgesagt!"
— Also: Überheblichkeit und Selbstgefälligkeit entmutigen. Diesen Fehler habe ich öfters begangen... Nun hoffentlich nicht mehr! Wie geht nun die Geschichte weiter?

— Mein vorletzter Fahrlehrer war ein sehr einfacher Mann. Wenn ich eine neue Aufgabe gemeistert hatte, pflegte er zu sagen: „Guter Mann!" (Good man!)
— Also: Anerkennung einer auch kleinen Leistung ermutigt.
— Und durch die schlichten doch eindrucksvollen Worte: „Planen Sie im voraus!" leitete er mich an, entgegenkommende, überholende oder geparkte Fahrzeuge, sowie Kinder, welche die Straße rennend kreuzen, mit Aufmerksamkeit und Voraussicht wahrzunehmen. Damals kam es vor, daß ich manchmal die erlaubte Fahrtgeschwindigkeit in einer Straße überschritt. Seine freundlichen Worte: *„You are gas-happy"* waren ein wirksamer Ordnungsruf. In gewissen Verkehrsumständen klingen diese Worte noch in meinem Ohr nach.
— Ich würde sagen: überzeugende Einfachheit, Humor und Freundlichkeit sind Prinzipien der Ermutigung.
— Leider wurde er bald krank... Mein letzter Lehrer vermied es auch, mich durch Vorurteile und unsachliche Bemerkungen zu entmutigen. Wenn ich einmal einen kleinen Fehler gemacht hatte, sagte er, das komme auch bei ihm manchmal vor. Er ließ mich meine Fehler selber sehen und aussprechen.
— Begrifflich ausgedrückt: Übersehen kleiner Fehler und Anregung zur Selbstkritik sind ermutigend.
— Ich erinnere mich noch, daß er einmal sagte: „Ihr Fahren im Verkehr ist schon so sicher, daß ich bereit wäre, meine Zeitung zu lesen, während Sie mich nach Brighton fahren." Als ich erwähnte, daß manche in meiner Umgebung gesagt hatten: „Du bist ein Bücherwurm; du wirst niemals die Fahrprüfung bestehen", da lachte er nur. Und er übte geduldig mit mir, um zu beweisen, daß jene Unrecht hatten.
— Der war wirklich ein Ermutiger!

— Meine größte Schwierigkeit war, den Wagen rückwärts um eine Straßenecke zu fahren. Er nannte als Ziel nicht 100 %, sondern 80 % Genauigkeit. Wir sahen bald, daß die anfänglichen 40 % nach mehrfachem Wiederholen wuchsen, und ich der Vollkommenheit nahekam. Er hatte niemals ein psychologisches Lehrbuch gelesen, und war nicht Fahrlehrer von Beruf, doch mit seiner natürlichen Menschenkenntnis, mit der Bescheidenheit und Sachlichkeit, die er ausstrahlte, erhöhte er mein Selbstvertrauen im Umgang mit dem Wagen und half mir, das Geschick zu erwerben, um vor dem Prüfer zu bestehen.
— Seine Ermutigungsbegriffe waren demnach: Vertrauen in den Lernenden, Vermeidung negativer Kritik, Erwecken von Selbstkritik, geduldiges Üben, um Schritt für Schritt weniger unvollkommen zu werden.
— Bravo! Ich hätte die in meinem Erzählen auftretenden Begriffe nicht besser angeben können.
— Danke schön! — Ich plane nun, in meinem Tagebuch alle Erinnerungen an Vorfälle in meinem Leben zu sammeln, in denen mich jemand ermutigte oder entmutigte. Das sollte eine gute Übung sein, nicht wahr?
— Ja; das wird Ihnen neue Einsichten in die Entwicklung Ihres Verhaltensstils geben und Sie zu einem tüchtigeren Selbst- und Fremdermutiger machen. Sie werden auch immun werden gegen entmutigendes Verhalten, das andere Ihnen gegenüber an den Tag legen.
— Wie meinen Sie das?
— Wir können uns unempfänglich, blind und taub machen gegen entmutigende Herabsetzung, Ironie, Kritikasterei usw. Und in einer beleidigenden Bemerkung werden wir den Kern von Wahrheit wahrnehmen, den wir uns zu Nutzen machen können. Und wie steht es mit Grete?

— Oh! Ich habe vergessen, Ihnen zu sagen, daß wir angefangen haben, zusammen *Alfred Adlers* Buch *Menschenkenntnis* zu lesen! Bei jedem gegenseitigen Besuch, der früher mit Schwatzen ausgefüllt war, lesen wir uns jetzt abwechselnd einen Abschnitt vor.
— Und als Hans davon hörte, sagte er spöttisch: „Das wird nicht lange dauern!"
— Wie konnten Sie das wissen?
— Das war nicht schwer zu erraten. Eines Tages mag Grete genau so immun gegen die Entmutigung durch seinen Spott sein wie Sie.

ACHTES ZWIEGESPRÄCH

Wer hat keine Komplexe?

— Als wir meinen „Wahrheitskomplex" erwähnten, machten Sie die Bemerkung, ein Minderwertigkeitskomplex sei immer ein Irrtum. Ich möchte gern mehr über *Komplexe* wissen. Stellen sie neurotisches Verhalten dar?
— Das kann man wohl sagen. Schauen Sie: gewöhnlich *kompensieren* wir unsere Minderwertigkeitsgefühle; versuchen sie durch wertvolles Tun auszugleichen. Dann sind sie aufgehoben. Wenn ein Minderwertigkeitsgefühl sich in ein sehr starkes Kompensationsstreben verwandelt und durch bewußtes wie unbewußtes Training zu einer außerordentlichen Leistung führt, dann stellt das eine *Überkompensation* dar. Sehr reiche Leute können ihr Leben in Armut begonnen haben. Der kleine *Napoleon* wurde ein „großer Mann" in der Geschichte Europas.
— Und eine Frau, die andere mit ihrer Männlichkeit beeindruckt — mag sie damit das Gefühl der Minderwertigkeit kompensieren, das sie als Kind bedrückte, wenn immer sie sagen hörte: „Du bist nur ein Mädchen"?
— Richtig; das kann durchaus zutreffen. Meistens tun wir also etwas, um ein Minderwertigkeitsgefühl loszuwerden. Wir sind uns des Kompensationsvorganges gewöhnlich nicht bewußt und können versucht sein, zu glauben, daß wir eben ein „Talent" oder eine „Gabe" für große Leistungen mitbekommen haben.
— Und werden Minderwertigkeitsgefühle, die wir nicht kompensieren, zu einem *Minderwertigkeitskomplex*?

— Richtig! Der Minderwertigkeitskomplex eines Menschen, der dann sichtbar wird, ist die Folge seiner Entmutigung. Er hat es aufgegeben, etwas gegen das natürliche Minderwertigkeitsgefühl zu tun, es zu kompensieren. Wir sagten schon, niemand muß sich entmutigen lassen. Ein Komplex ist also wirklich ein Irrtum; Stillstehen oder Ausweichen, anstatt Vorangehen, um die Schwierigkeit zu überwinden, die das ursprüngliche normale Minderwertigkeitsgefühl veranlaßte.
— In der früheren Unterhaltung sagten Sie aber, der Wahrheitsfanatismus sei ein *Überwertigkeitskomplex*. Können Sie mir das klar machen? War Ihr *Adler* der erste Psychologe, der von Komplexen sprach?
— Nein. Der Schweizer Psychologe *Carl Gustav Jung* (6) hat den Begriff („Konzept" klingt wissenschaftlicher) in die Psychologie eingeführt.
— Wie bestimmte er diesen Begriff?
— *Jung* sagte, ein Komplex sei eine Vereinfachung höchst verwickelter psychologischer Umstände. Er behauptete, daß ein harmvolles, aufwühlendes Ereignis im Leben eines Menschen einen Komplex verursache. Psychiater nennen ein dermaßen störendes Erlebnis ein *Trauma*, was mit „Seelenwunde" übersetzt werden kann.
— Das erinnert mich an eine Freundin, die das Wort „traumatisch" aufgeschnappt hat und es so häufig anwendet, daß es nichts mehr sagt und lächerlich wirkt. Doch wenn *Jungs* Erklärung zutrifft, dann müßten wir alle solche Komplexe haben, denn niemand ist durchs Leben gegangen, ohne auch schwere Schockerlebnisse zu haben.
— *Jung* übersah, daß jeder sich seine eigene Meinung über einen solchen Schock bildet. Wir vergessen ihn etweder schnell, oder wir erinnern uns seiner zu einem bestimm-

ten Zweck. Wir verwenden eine angebliche Ursache als Mittel zu einem verborgenen Zweck.
— Bitte erklären Sie das näher.
— Nun, um sein neurotisches Verhalten zu erklären, zu rechtfertigen oder zu entschuldigen, kann ein Neurotiker sich auf ein *Trauma* herausreden. Er braucht sich dann nicht verantwortlich fühlen und kann, wie Sie sagten, „kindisch" bleiben, anstatt zu wachsen und sachlich etwas zu tun, so daß die Erinnerung an den Schock nichts mehr für ihn bedeutet.
— Nach dem, was ich nun schon alles von Ihnen gelernt habe, ist mir das verständlich.
— Schön. Nun sagt aber *Jung* auch, ein *Trauma* splittere ein Stück von der menschlichen Seele ab. Dieses Stück wird dann ein unabhängiges Etwas und bildet das Gefüge seiner unbewußten Psyche.
— Das kann ich mir nicht vorstellen.
— Ich auch nicht.
— Was meinte *Freud* (7) zu dem Begriff „Komplex"? Hat er nicht vom *Ödipus-Komplex* gesprochen?
— Das stimmt; doch hatte er sich zuerst gesträubt gegen die Einführung des Komplexbegriffes in seine Psychoanalyse. Schließlich aber nahm er ihn auf. Der Ödipus-Komplex wurde dann der entscheidende Komplex in der Entwicklung von neurotischem Verhalten.
— Glauben Sie, daß jeder Knabe seine Mutter liebt und den Vater als Nebenbuhler haßt?
— Bei weitem nicht. Doch sagte *Freud* auch zutreffend, „Komplex" sei ein passender Ausdruck geworden, um psychologische Tatsachen beschreibend zusammenzufassen.
— Das entspricht der Definition, die *Jung* gab: Vereinfachung einer psychologischen Verwickeltheit. Vielleicht

kann ich all das besser verstehen, wenn Sie mir sagen, wie *Adler* sich zu dem neuen Konzept stellte.
— Wie *Freud*, so maß er zunächst dem Begriff Komplex keine Bedeutung für die Psychologie bei. Doch 1926, als er schon als Begründer einer neuen Schule bekannt war, reiste er nach den Vereinigten Staaten, um dort eine Reihe von Vorträgen zu halten. Als er in New York ankam, begrüßten ihn Journalisten als den „Vater des Minderwertigkeits- und Überwertigkeitskomplexes".
— Nahm er diese schmeichelhafte Bezeichnung an?
— Er wehrte sich nicht dagegen. — Vorher hatte er von übertriebenen, erhöhten, verstärkten Minderwertigkeitsgefühlen gesprochen, die dem nervösen oder neurotischen Charakter eigen sind.
— Und das änderte sich 1926?
— Ja; nun bezeichnete er die starken, offensichtlichen, lähmenden Minderwertigkeitsgefühle als „Minderwertigkeitskomplexe". Die andere Seite derselben Münze, d. h. jemandes lächerlich anmutendes Gefühl von Überlegenheit und Größe, nannte er Überwertigkeitskomplex. Komplexe waren nun für ihn alle besonderen beständigen Bewegungen im weitesten Sinn, die nicht dazu führen, persönliche Lebensschwierigkeiten anständig zu überwinden.
— Es wurde mir schon vorher klar, daß im Falle eines Minderwertigkeitskomplexes ein Minderwertigkeitsgefühl nicht wirksam kompensiert wurde.
— So ist es. Dem Menschen, der sich im Grunde unsicher, ängstlich, unbeachtet fühlt, doch sich überheblich, manchmal frech und herablassend gibt, schrieb er den Überwertigkeitskomplex zu. Der ist natürlich auch ein Irrtum.
— Auch das ist eine Vereinfachung oder beschreibende Zu-

sammenfassung verwickelter Umstände, wie *Jung* und *Freud* es ausdrückten.
— Richtig. Wir dürfen nicht vergessen, daß jeder Begriff eine Wirklichkeit vereinfacht. Hinter jedem Begriff können verschiedene Erscheinungen der Wirklichkeit stecken. Sie haben sich in unserer vorigen Unterhaltung geübt, verschiedene Vorgänge der Wirklichkeit in die entsprechenden abstrakten Begriffe zu übersetzen, zu „konzeptualisieren". So ist Minderwertigkeitskomplex eine nützliche Schematisierung von Gefühlen, Gedanken, Handlungen, die menschliches Zusammenleben erschweren.
— Darf ich laut denken, um zu sehen, ob ich Sie richtig verstanden habe? Jemand kann einen Fehler machen oder einem anderen Schaden zufügen. Dann wird er sich normalerweise um Wiedergutmachung bemühen. Wenn er aber nichts tut als anderen, womöglich weinend und selbstanklägerisch, zu erzählen, er habe ein so schlechtes Gewissen, vielleicht wegen eines ganz kleinen Vergehens, dann hat er einen *Schuldkomplex*.
— Richtig gedacht! Solch ein Mensch kann sich durch seine Gewissensbisse moralisch erhaben fühlen über die, die eine Schuld nicht aus einer Mücke zu einem Elefanten machen. Es ist eine andere Form des albernen Überlegenheitsstrebens. *Adler* sagte, daß solch auffälliges Verhalten als Komplex verstanden werden kann, wenn seine Absicht ist, dadurch einem Persönlichkeitsideal näherzukommen. Und auch das Persönlichkeitsideal kann, vom Standpunkt des gesunden Menschenverstandes aus, ein Irrtum sein.
— Sprach *Adler* auch von anderen als dem Minderwertigkeits- und dem Überwertigkeitskomplex?
— Er nannte „*Mutterkomplex*" die Haltung des Mannes,

der, mit dem Ziel der Sicherheit, sein Leben lang am Schürzenband der Mutter hängt. Seine Bewegungen sind nicht auf das Leben in der Welt gerichtet, wo auch Freunde und eine Frau zu gewinnen sind. Er beschränkt sich auf den kleinen Kreis, in dem die Mutter der Mittelpunkt ist.

— „Mutterkomplex" ist also etwas Wirklicheres, als *Freuds* phantastischer Ödipus-Komplex.
— Ja, insofern *Adler* das übertriebene Sicherheitsstreben des kindlich gebliebenen Menschen als Beweggrund für den Komplex ansieht; und nicht Haß auf einen sexuellen Rivalen. — *Adler* nannte weiterhin den „*Mitläuferkomplex*", den er seinem Kollegen *Jung* zuschrieb.
— Ist ein Mitläufer nicht einer, der mit einer Bewegung sympathisiert und sie vielleicht verherrlicht, ohne richtig mitzumachen? Er läuft dann leicht einem anderen Führer nach, wenn ihm das vorteilhafter zu sein scheint.
— Gewiß. Und bewunderte *Jung* nicht zuerst *Freud*, um ihn später zu verlassen? Bewunderte er nicht 1934 den Nationalsozialismus? *Jung* sagte, der Nationalsozialismus habe die unterdrückte germanische Seele befreit. Er wurde im Dritten Reich Hauptschriftleiter einer psychiatrischen Zeitschrift, nachdem der Vorgänger entfernt worden war, und er sprach von jüdischer Psychologie, die den nichtjüdischen Menschen nicht verstehen könne. Er verglich sie sogar mit einem Sumpf.
— Das war für einen freien Schweizer keine bewundernswerte Haltung.
— Und als das Dritte Reich zusammengebrochen war, sprach er von der *Kollektivschuld* des deutschen Volkes ...
— Wieder eine unzulässige Verallgemeinerung. Ein Freund wies mich kürzlich darauf hin, daß *Jung* auch von einer

„Kontaktschuld" sprach, die, wegen der räumlichen Nähe zu den Stätten von *Hitlers* Verbrechen, auch die Schweizer tragen. Kaum glaublich...
— *Adler* sprach auch vom „*Erlöserkomplex*". Manche sehen ihre eigene Größe darin, daß sie die Probleme der anderen lösen. So gab es Frauen, die einen Alkoholiker heirateten, um ihn von seiner Sucht zu befreien. Dagegen sangen die organisierten Arbeiter, ehe das *Hitler*-Unheil über sie hereinbrach:

> „Es rettet uns kein höh'res Wesen,
> kein Gott, kein Kaiser noch Tribun.
> Uns aus dem Elend zu erlösen,
> können nur wir selber tun."

— Und wie nennt man das offenbar starke Minderwertigkeitsgefühl von Menschen, die immer beweisen müssen, daß sie auch ein Recht zum Leben haben, daß sie sogar weniger Fehler machen, als alle anderen?
— *Adler* kannte sie sehr wohl. Sie haben einen „*Beweiskomplex*". — Dann gibt es auch Menschen, die immer alle Fehlschläge und Gefahren ausschließen wollen. So sind sie ohne Initiative, verengen ihren Tätigkeitskreis und sind engstirnig. Sie wollen nicht einsehen, daß das Leben immer auch gefährlich ist.
— Nannte er diese Haltung „*Ausschließungskomplex*"?
— Sie haben richtig geraten.
— Und im Gegensatz dazu können andere sich nicht zurückhalten, und müssen immer an der Spitze stehen. Sie könnten niemals die zweite Geige spielen oder, wenn nötig, die Pauke schlagen. Sie müssen immer dirigieren, müssen immer führen und glauben vielleicht sogar, daß ihnen diese Rolle von einer höheren Macht zugelegt worden ist. Sie halten sich manchmal für unfehlbar.
— Gut; doch haben Sie zwei Komplexe beschrieben, die

allerdings in einer Person zusammen auftreten können. *Adler* nannte sie „*Führerkomplex*" und „*Prädestinationskomplex*". Das Persönlichkeitsideal ist in jedem Falle das der Gottähnlichkeit.
— Und untätige Menschen, die sich mit Zuschauen begnügen — haben die einen „*Zuschauerkomplex*"?
— Diesen Ausdruck finden Sie in der Tat in *Adlers* Schriften.
— Könnte man all diese Komplexe nicht systematisch ordnen?
— Warum nicht? Wir könnten etwa sagen: der *Minderwertigkeitskomplex* kann erscheinen als Mutter-, Schuld-, Mitläufer-, Ausschaltungs-, Zuschauer- und Beweiskomplex. Dagegen sind Wahrheits-, Führer-, Erlöser- und Prädestinationskomplex Formen des *Überwertigkeitskomplexes*. Und wie schon angedeutet, können mehrere davon in einer Person auftreten. *Adler* sagte, Minderwertigkeits- und Überwertigkeitskomplexe sind verschiedene Seiten derselben Münze.
— Ich habe in mir noch keinen anderen als den *Wahrheitskomplex* entdeckt, doch vielleicht habe ich noch andere. Und wenn es einem Spaß macht, kann man sicher auch noch andere Komplexe finden. Ich glaube, nicht viele Menschen können so mutig und einsichtig sein, daß sie völlig frei sind von Komplexen. Sie sind den *Vorurteilen* ähnlich, nicht wahr?
— Das kann man sagen. Ich habe einmal unseren Freund Maigret als „Mann ohne Komplexe" beschrieben.
— Nun, der ist ja eine Fiktion!
— Und es gibt auch Komplexe, die unschädlich sind, wenn sie nicht eine stahlharte Haltung darstellen. Manche meiner Bekannten finden, ich habe einen „*Individualpsychologiekomplex*".

— Das ist für mich sogar nützlich! Und er dürfte Ihrem Persönlichkeitsideal zustreben, Mitmenschlichkeit zu verbreiten.
— Ich kann nicht verhindern, daß Sie das, was ich Sie gelehrt habe, auch auf Ihren Lehrer anwenden. Doch seien Sie nicht voreilig!
— Sie gaben in einem anderen Gespräch den guten Rat, niemals einem Menschen zu sagen, er sei neurotisch. Da ich nun ein gutes Verständnis für Komplexe gewonnen habe, würde ich den Rat erweitern und mich und andere davor warnen, jemandem seine Komplexe an den Kopf zu werfen. Auch damit würde einer trotz seiner vielleicht rechten Einsicht den komplexbesessenen Menschen nur noch mehr entmutigen. Und das macht den Umgang mit ihm nicht erträglicher ...

NEUNTES GESPRÄCH

Sind Diktatoren Männer des Mutes?

— Worüber möchten Sie heute mit mir reden?
— Ich habe neulich einen Zeitungsaufsatz über *Adolf Hitler* gelesen. Diesen Gewaltmenschen und Selbstmörder würde ich bedauern, wenn ich mich dadurch nicht selber erhöhte. Das könnte neurotisch sein. Bin ich nicht eine gute Schülerin?
— ... Sie sind da zu einer wichtigen Einsicht gelangt: Ein Ermutiger wird es grundsätzlich vermeiden, andere herablassend zu bedauern oder zu bemitleiden. Man wird sie jedoch, wenn möglich, fühlen lassen, daß man sie versteht. Wollen wir *Hitler* zu verstehen suchen?
— Mir kam schon der Gedanke: Als er sich „Führer" nennen ließ, zeigte er einen „Führerkomplex", über den wir das vorige Mal sprachen.
— Vielleicht ahmte er *Mussolini* nach. Der italienische *Duce*, der Faschistenführer, hatte diesen Komplex auch. Er ist allen Diktatoren eigen.
— Haben diese Unmenschen nicht durch ihr Verhalten den Begriff „Führer" herabgewürdigt? Denn natürlich sind in jedem Zusammenleben von Gruppen, auch bei einem demokratischen Volk, Führer als Fachleute auf bestimmten Gebieten nötig. Sie würden wohl auch sagen, daß gute Führer nicht nur die besten Sachkenner sein müssen, sondern auch die Ermutiger des Volkes, eifrig am Gemeinwohl mitzuarbeiten.

— Gewiß. Haben Sie in dem Aufsatz andere Komplexe jenes Mannes erkannt?
— Er schien mir auch einen Erlöser- und einen Prädestinationskomplex zu haben. Glaubte er nicht, daß das Schicksal ihn bestimmt habe, die germanische Rasse von den Juden und die ganze Welt von den Kommunisten zu befreien?
— Auch dem stimme ich zu. Würden Sie ihn nun Verbrecher, Psychotiker oder Neurotiker nennen?
— Hätte er nicht Selbstmord begangen, um sich der Verantwortung für seine Irrtümer und Untaten zu entziehen, hätte er zusammen mit anderen Nazis vor dem Nürnberger Gericht erscheinen müssen und wäre, wie mehrere seiner Helfer, gehenkt worden.
— Also ein Verbrecher? ... Manche nannten ihn auch einen Verrückten ...
— Verrückt war er wohl; doch nach dem, was wir besprachen, würde ich seinen Zustand nicht als „Psychose" bezeichnen. Er zog sich nicht von der Wirklichkeit in eine fiktive Welt zurück, sondern beherrschte mit den Gesinnungsgenossen und Nachläufern sehr schlau die wirkliche Welt, die er nach einem Trugbild umformen wollte. Würde man seinen seelischen Zustand nicht „Größenwahn" nennen?
— Ja, also handelt es sich um einen Neurotiker, dessen Ziel „Gottähnlichkeit" war. Solange die Jagd nach diesem Ziel erfolgreich war, hätte niemand ihn von seinem gefährlichen Tun abbringen können. Er konnte überzeugt sein, daß er der *Übermensch* sei, von dem *Nietzsche* in seiner Zeit der Verwirrung sprach. *Hitlers* ungehemmtes Streben nach Allmacht gewann ihm für eine Zeit eine ungeheure Macht sowohl über seine Anhänger als auch über seine Gegner.

— So hätte also kein Psychotherapeut sein neurotisches Machtstreben beseitigen können, ehe es verheerende Folgen hatte?
— Sicher nicht. Solange nur die anderen unter der falschen Zielstellung des Neurotikers leiden und nicht auch er selbst, wird er therapeutischen Bemühungen unzugänglich bleiben.
— Da las ich aber letzthin in einer Buchbesprechung, daß zwei humorvolle junge Engländerinnen gesellig mit ihm umgingen und ein angenehmes Verhalten in ihm erweckten. Nun meinte der Journalist, daß man diese Frauen nicht verdammen solle, weil sie freundschaftlich und heiter mit ihm umgingen. Wir sollten vielmehr bedauern, daß sie nicht länger mit ihm zusammen waren, denn ein Sinn für Humor fördert sachliches Verhalten. Das hätte *Hitler* abhalten können, später die Entscheidungen zu treffen, die Deutschland und die Welt in Krieg und Elend stürzten.
— Teilen Sie die Meinung dieses Zeitungsschreibers?
— Nein. Wenn ich den ganzen Zusammenhang betrachte, wozu Sie immer drängen, dann denke ich, ein machthungriges Individuum kann niemals Sinn für Humor gehabt haben oder im freundschaftlichen Umgang mit unbefangenen Menschen gewinnen. Ist nicht Humor ein Zeichen von reifer Menschlichkeit?
— Das stimmt. Humor kann in einem leicht neurotischen Menschen neu aufkommen, wenn er im Umerziehungsvorgang mit dem Therapeuten das Ich als Ziel aufgibt und das Wir an seine Stelle setzt. Individualpsychologen nennen das „*Umfinalisierung*" wie ich schon sagte.
— Und zwei junge Frauen, die *Hitler* bewunderten und ihn angenehm unterhielten, könnten eine solche Umstel-

lung natürlich nicht herbeiführen. Dieser Journalist muß ziemlich dumm sein.
— Sagen wir, „psychologisch blind" oder „politisch naiv", — wie so viele unserer Zeitgenossen, ob sie nun gleichgültige Spießer oder revolutionäre Terroristen sind. Aber eben läßt mich eine aufkommende Erinnerung lächeln...
— Worüber? Bitte erzählen sie!
— Als *Hitler* im Januar 1933 die Macht angetreten hatte, nahmen die Nazis mich in Schutzhaft. Ich sollte als Lehrer die Seelen meiner Schüler mit Pazifismus und Marxismus vergiftet haben. In diesem historischen Übergangszustand betrachteten mich die neuen Herren mit Recht als für sie gefährlich. Sie steckten mich in ein altes Gefängnis, das abgebrochen werden sollte, aber nun für Staatsfeinde ein passender Aufenthaltsort wurde.
— Wie lange waren Sie eingesperrt?
— Drei Monate.
— Und wieso das Lächeln bei Ihrer Erinnerung?
— Ich komme gleich dazu. Jedenfalls glaubten sich dann die Begründer des „Dritten Reiches" so sicher, daß sie mir erlaubten, nach Frankreich auszuwandern.
— Waren Sie sehr unglücklich in diesem alten Gefängnis?
— Stellen Sie sich vor, daß ich allein in einer Zelle lebte, ohne zu wissen, was meine Gastgeber in der nächsten Stunde mit mir tun würden. Niemals hatte ich mich so machtlos gefühlt. Ich war im Nadir meines Daseins. Die Einlieferung war mir zunächst wie ein dummer Film vorgekommen, bei dem ich wohl ein bitteres Lächeln aufsteckte. Nach tagelanger Ungewißheit aber klagte ich die ganze Welt mit einer Depression an; doch sagte ich mir, daß der verstehende Psychologe sich das nicht mehr leisten könne.

— Was konnten Sie möglicherweise tun?
— In einer Phantasievorstellung konnte ich mich frei und mächtig fühlen und zum Zenith aufsteigen ...
— Was stellten Sie sich denn vor?
— Ich sagte mir, dieses Gewaltsystem inmitten eines demokratischen Europa kann nicht lange dauern. Nach seinem Zusammenbruch werde ich mir den Unmenschen *Hitler* vorführen lassen und ihm mit *Adler*scher Therapie helfen, ein Mensch zu werden. Die Erinnerung daran brachte mich eben zum Lächeln ...
— Sie scheinen geglaubt zu haben, zwei mal zwei sei fünf?
— Nein, ich vergaß niemals, daß $2 \times 2 = 4$ ist. Meine phantastische Vorstellung war nicht die krankhafte Selbsttäuschung eines Psychotikers; sie half mir, das Elend des seiner Freiheit Beraubten mit Geduld zu ertragen.
— Ich danke Ihnen, daß Sie wieder freimütig ein eigenes Erlebnis anführten, um die Probleme verständlich zu machen, die wir besprechen.
— Lassen Sie mich hinzufügen, daß ich an einem Sonntag geboren wurde. Meine Mutter pflegte mir als Jungen zu sagen: „Einem Sonntagskind kann nichts passieren!" So entwickelte ich einen leichten Prädestinationskomplex. Er war mir in dieser Situation, wie dann in späteren gefährlichen Umständen, eine Hilfe. — Aber kommen wir zu unserem prädestinierten Führer und Erlöser zurück, der so wenig heldenhaft von der Weltbühne abtrat.
— Wenn ich an unsere Gespräche über den Mut zurückdenke, dann muß ich sagen, daß dieser arme Teufel, daß dieses Individuum, zwar unermüdlich handelte, doch in unserem Sinne nicht mutig war. Er handelte wie ein Glücksspieler, war ohne Gemeinschaftsgefühl, und brachte Unheil über Millionen von Menschen.

— Das ist richtig. Was haben Sie sonst noch aus dem Artikel gelernt?
— Er war nicht sehr lang. Besitzen wir genug Einzelheiten, um zu verstehen, wie das Kind zu seinem verhängnisvollen Persönlichkeitsideal kam, das die Verhaltensweise eines gewissenlosen Diktators zur Folge hatte?
— Diese Frage ist zu bejahen. Nachforschungen haben zahllose Einzelheiten über sein Leben zu Tage gebracht. Uns kommt es jedoch nicht auf deren Menge an, sondern darauf, daß wir bedeutungsvolle Tatsachen richtig deuten. Wollen wir also versuchen, der seelisch-gesellschaftlichen Bewegung seines Daseins nachzugehen; seinem Lebensstrom. Er floß, wie *Adler* sagte, auf der „unnützlichen Seite" des Lebens. Wir wissen, daß Menschen, die auf der nützlichen Seite leben, gute Freunde, Arbeiter und Eltern sind.
— Wir müssen wohl zunächst den Körper des zu Verstehenden ins Auge fassen. Ein Krüppel, oder ein von Krankheiten heimgesuchter Mensch, wird sich in anderer Geschwindigkeit und in anderer Richtung bewegen, als ein kerngesunder Mensch mit schönem Körper.
— Nun, gesundheitlich scheint unser Neurotiker in Ordnung gewesen zu sein. Durch Alkohol-, Tabak- und Fleischenthaltsamkeit suchte er seine ihm wertvolle Gesundheit zu erhalten. Er glänzte nicht durch Schönheit.
— Ich bemerkte auf einer Photographie, daß er, anders als die meisten Männer seiner Zeit, einen Scheitel auf der rechten Seite trug. Kann das etwas bedeuten?
— Wenn man den Scheitel, wie meist üblich, links trägt, dann kämmt und bürstet man sein Haar mit der rechten Hand. Die meisten Menschen sind rechtshändig, oder genauer: rechtsseitig. Linkshänder kämmen ihr Haar mit der linken Hand, und es ist dann bequemer, den Scheitel

rechts zu ziehen und das Haar nach links zu kämmen und zu bürsten.
— Kann das Einfluß auf den Charakter haben?
— Nicht unbedingt, sind doch verschiedene Einstellungen zu einer gegebenen Tatsache möglich. Wenn Linksseitler sich an eine Rechtsseitlerkultur anpassen müssen, dann können sie sowohl „linkisch", als auch durch Überkompensation sehr geschickt mit beiden Händen werden. Das kann zur Bevorzugung gewisser Berufe führen, wie Zeichner oder Zahnarzt; auch zur Entwicklung von besonderem Geschick im Umgang mit Menschen, wie sie Diplomaten benötigen. All das bleibt uns, wie dem Betreffenden selbst, meist verborgen.
— Ich sah auf einem anderen Bild, daß *Hitler* seine linke Hand über die rechte gelegt hatte.
— Auch das scheint Linkshändigkeit anzudeuten, die latent sein kann, d. h. sie kommt nur in besonderen Situationen zum Vorschein. Im allgemeinen ist eine Anpassung an die vorwiegende Rechtshänderkultur erfolgt. Bei entmutigten Linkshändern kann auch ein „Nein-Komplex" gefördert werden. Solche Leute — und das trifft auf unseren Fall zu — widersetzen sich der gegebenen Ordnung. „Ich werde immer das Gegenteil von dem tun, was die heutige Regierung tut!" hörte ich *Hitler* vor 1933 in einer Rundfunkrede sagen.
— Wie stand es mit seiner Familie?
— Sein Vater war auch ein neurotischer Charakter. Als uneheliches Kind hatte er wohl die Stelle eines geachteten niederen Zollbeamten erreicht. Doch da ihm ein guter Familienhintergrund fehlte, blieb er ein einsamer Mensch, der kaum gute Freunde hatte, doch dreimal heiratete. Wenn er zu Hause war, pflegte er alle seine Kinder hart zu behandeln. Prügeln war an der Tages-

ordnung. Mit seiner mächtigen Gestalt muß er dem Sohn als starker Mann erschienen sein, der die Familie beherrschte, doch sich nicht ihrer Liebe erfreute.
— Ermutigte die Mutter den kleinen *Hitler*?
— Sie war des Vaters dritte Frau und im Haus sehr tüchtig. Dadurch mag der Junge den Eindruck gewonnen haben, daß sie dem Herrn im Haus, dem oft abwesenden Vater, eigentlich überlegen war.
— Kann man unter solchen Umständen nicht die falsche Meinung gewinnen, daß die Frauen den Männern überlegen sind?
— Das mag bei *Hitler* der Fall gewesen sein. Wir müssen mehr Anhaltspunkte dafür finden. — Die Mutter hatte sich jedenfalls auch um die Stiefkinder zu kümmern. Sie hatte mehrere ihrer eigenen Kinder verloren, ehe sie *Hitler* zur Welt brachte. Fünf Jahre lang war er als ihr einziges eigenes Kind ihr kleiner Prinz.
— Er allein überlebte zunächst die anderen Kinder seiner Mutter! Mag das der Ausgangspunkt dafür gewesen sein, daß er einen Prädestinationskomplex entwickelte? Wahrscheinlich verzärtelte ihn die Mutter auch und schützte ihn gegen den rauhen Vater.
— Das dürfen wir annehmen. Jedenfalls entwickelte der Junge unter diesen Umständen weder religiöse noch humanistische Gefühle und keine Haltung wie Nächstenliebe oder Solidarität; auch keinen Sinn für Humor. Wenn man sich selbst sehr ernst nimmt, und sich einzigartig fühlt, dann wird man nicht lernen, über unvermeidliche Irrtümer oder kleine Unfälle zu lächeln, wie ein Mensch mit Humor es tut. Man erzählt, daß *Hitler* nur auf Kosten anderer lachte. Das kann das Gefühl der eigenen Überlegenheit verstärken.
— Wie war es bei ihm mit Schule und mit Freunden?

— In der Schule verband ihn Freundschaft weder mit den Kameraden noch mit den Lehrern. Später hatte er eine Art Freund in einem gewissen *Kubizek*. Dieser Bursche war *Hitler* sehr ergeben. *Hitler* bediente sich seiner als Zuhörerschaft, wenn er sich im Halten von großen Reden übte. Seine späteren menschlichen Beziehungen mit anderen Nazis waren auch oberflächlich.
— Ich las, daß er, wenn seine Laufbahn das zu erfordern schien, Parteifreunde herzlos umbringen ließ, Leute wie *Röhm* und *Strasser* ...
— *Röhm* war von Anfang der Bewegung an ein verehrender, treuer Freund des „Führers" gewesen. Er wünschte nach *Hitlers* Machtantritt, daß die von ihm geschaffene braune Privatarmee offiziell der Reichswehr eingegliedert werde. Das konnten *Hindenburg* und die alten Generäle und Junker nicht zugeben. Und da *Hitlers* Weg zur Höhe nur mit deren Hilfe beschritten werden konnte, ging der Führer über die Leichen von *Röhm* und anderer „Vorkämpfer" hinweg. Diese Vorgänge am 30. Juni 1934 sind von einem Dramatiker als „Die deutsche Bartholomäusnacht" gestaltet worden. (8)
— Er liebte offenbar nur sich selbst. Echte Gefühle von Freundschaft verbinden uns mit jedem Wesen, das Menschenantlitz trägt, doch *Hitler* opferte Menschen anderer Rasse oder politischen Meinung ohne Bedenken ... Was tat er, als er seine Realschule verlassen hatte?
— Sein Vater hatte es nicht vermocht, ihn zu seinem Freund zu machen. So konnte der Sohn nicht geneigt sein, dessen Wunsch zu erfüllen und die Beamtenlaufbahn anzutreten. Der junge Mann ging vielmehr von dem kleinen Ort seiner Geburt nach der Hauptstadt des Landes, nach Wien. Er wollte die Kunstakademie besuchen, doch be-

stand er die Aufnahmeprüfung nicht. Das verbaute ihm den Weg zum künstlerischen Beruf.
— Tröstete sein Freund *Kubizek* ihn?
— Kaum. Erst nach mehreren Wochen erzählte er ihm von dem Mißerfolg. Er machte dafür seine früheren Lehrer und die Prüfer der Akademie verantwortlich: Sie hatten sein Talent nicht erkannt! Ein Neurotiker kann sich auch als „Märtyrer" groß fühlen.
— Aber er malte Bilder?
— Ja; während er als Gelegenheitsarbeiter tätig war, malte er auch. Als er seine Arbeiten einem jüdischen Kunsthändler zum Vertrieb anbot, lehnte dieser sie ab. *Hitler* hatte wiederum keinen Erfolg, der ihm ein rechtes Selbstwertgefühl hätte vermitteln können.
— Indem er seinen *Antisemitismus-Komplex* aufbaute, konnte er sich als sogenannter Arier den Juden überlegen fühlen.
— Allerdings sah er durchaus nicht wie ein edler Germane aus . . .
— Also: Keine wirklichen Freunde; keine befriedigende Arbeit; wachsende Minderwertigkeitsgefühle. Hatte er Erfolg mit Frauen?
— Er scheint kaum innige und würdige Beziehungen zu Frauen gehabt zu haben. — Als Jugendlicher war er in ein Mädchen verliebt. Er zeichnete die Pläne herrlicher Paläste für sie — doch kam er ihr nicht wirklich nahe.
— Wie erklärte er später sein Unbeweibtsein?
— Um auch als Junggeselle sein Ansehen als Mann zu bewahren, gab er vor, daß er alle Zeit und Kraft für seine Sendung als Befreier des deutschen Volkes benötige.
— Meinen Sie, daß er homosexuell war, wie offenbar sein Freund *Röhm*?
— Nein, eher ein Masturbant. In seinem Buch *Mein Kampf*

fiel mir ein überlanger Redeerguß gegen die Syphilis auf. Er klagt die demokratische Regierung des Tages an, dieses größte aller Übel noch nicht aus der Welt geschafft zu haben ...
— War das nicht eine soziale Haltung?
— Sicher müssen Geschlechtskrankheiten vermieden und beseitigt werden. Damals waren sie schlimmer als heute, wenn ihre Zahl auch wieder ansteigt. Aber die erregte Übertreibung in seinem Buch kann einen denken lassen, daß der hygienisch-moralische Ausbruch eine Maske für seine Angst vor der Frau war.
— Sie deuteten schon an, daß sein Vater nur ein starker Mann zu sein schien, dem die tüchtige Frau im Grunde überlegen war. Aber schließlich heiratete *Hitler* die *Eva Braun*!
— Diese groteske Eheschließung im Berliner Bunker, kurz vor dem Doppelselbstmord, war natürlich keine verantwortliche Ehe. Ich glaube, er liebte sie ebensowenig, wie er das deutsche Volk liebte, das er „befreien" wollte. Als er sich zum „Führer" Deutschlands gemacht hatte, warben verschiedene neurotische Frauen erfolglos um seine Gunst. Es scheint, daß *Eva Braun* ihn gewann, weil sie den humorlosen Mann zu amüsieren verstand.
— Wie würden Sie nun seinen Charakter zusammenfassen, oder den Strom seines Lebens beschreiben, wie Sie vorhin sagten?
— Er war ein herzloser, einsamer Erbauer von phantastischen Gebäuden und Reichen, die nicht dazu bestimmt waren, daß Menschen darin glücklich leben, sondern die Denkmäler seines Ruhmes sein sollten.
— Wie alt war er, als der erste Weltkrieg ausbrach?
— Fünfundzwanzig. Wäre er in diesem Alter gestorben, dann hätte niemand ihn vermißt oder auch nur genannt.

Aber sein Aufwärtsdrang, sein ungeheuerliches Streben nach Einzigartigkeit und persönlicher Macht, fand 1914 ein Feld, wo er seinem Persönlichkeitsideal näherkommen konnte.
— Bitte machen Sie mir das klar.
— Dieser schiefgewickelte Bursche aus Österreich konnte bei Kriegsbeginn ein Soldat im mächtigen deutschen Heer werden. In jenen Tagen verehrten und bewunderten patriotische Menschenhaufen die neu eingekleideten Soldaten und faselten von ihrer baldigen Heimkehr als Sieger. Solche Trugbilder brauchten sie, um nicht das Elend einer ungewissen Kriegslage zu verspüren. „Viel Feind, viel Ehr" war ein Schlagwort des Tages. Auf Operettenbühnen wurde von den Männern „In der schönen, in der neuen, in der neuen in der grauen, in der schönen in der neuen grauen Felduniform" gesungen... Ich erinnere mich noch nach 60 Jahren dieses hurrapatriotischen Schmachtfetzens.
— Zu einem solchen Götzen machten unsere Großväter die Felduniform...
— So wurde also *Hitler* ein Götzendiener. Wohl war er einsam, doch durch Erfüllung einfacher Dienstpflichten konnte sein Selbstwertgefühl eine neue, wirklichkeitsnähere Form annehmen. Da war niemand mehr, der ihn verzärtelte oder als Märtyrer ansah. Mit seiner Realschulbildung war er wohl geistig besser ausgestattet, als die Mehrheit der Soldaten um ihn. Auch hatte er sich mit *Kubizek* geübt, schöne Reden zu halten. All das mag die weniger redetüchtigen Feldgrauen beeindruckt haben. Sein Gefühl, etwas Besonderes und den anderen überlegen zu sein, konnte hier eine neue Form annehmen, obwohl er es nie über den Gefreiten hinaus brachte.
— ...Und wenn er sich später für gefährliche Aufgaben

freiwillig meldete, dann half ihm dazu sein Prädestinationskomplex: Er wird die gefährliche kriegerische Handlung genau so überleben, wie er seine vor ihm gestorbenen Geschwister wunderbarerweise überlebte ...
— Da scheinen Sie richtig zu raten. Nachdem er zweimal einen Orden bekommen hatte, konnte er glauben, daß er wirklich ein Held und ein Übermensch sei. Später gab er die nichtssagende Verallgemeinerung von sich, daß das Soldatenleben im Kriege starke Persönlichkeiten hervorbringe.
— Krieg ist natürlich niemals ein Ereignis auf der „nützlichen Seite" des Lebens. — Meine Mutter erzählte mir, daß ihr Vater sein Eisernes Kreuz an den Christbaum hängte, als er nach Hause kam.
— Ich wuchs als Pazifist auf — doch trat ich 1939 als Freiwilliger für Kriegsdauer in die französische Fremdenlegion ein, um darzutun, daß ich im Krieg gegen die braune Barbarei nicht abseits stehen wollte.
— Das kann ich verstehen, obwohl ich mir Sie nicht als Legionär vorstellen kann ...
— Der Weltkrieg von 1914 erlaubte jedenfalls dem unreifen Träumer, dem ehemaligen Gelegenheitsarbeiter und Bildchenmaler, in der „schönen, neuen, grauen Felduniform" ein ganz neues Erleben: Man kann Wert und Macht gewinnen und damit greifbare Überlegenheit — durch rohen Kampf.
— Ich las in dem Artikel, daß, als nach 4½ Jahren Weltkrieg Deutschland besiegt worden war, *Hitler* predigte: das ruhmreiche deutsche Heer sei von hinten erdolcht worden.
— Er vertrat diesen Unsinn wie viele andere Hurrapatrioten auch. Der Friedensvertrag von Versailles war für sie ein schandhaftes „Diktat".

— Wie sah es damals in Deutschland aus?
— Der Kaiser war nach Holland entflohen; die deutschen Fürsten hatten einer nach dem anderen abgedankt. Versuche, wie in Rußland eine Räterepublik aufzurichten, schlugen fehl. Die Führer der Liberalen, der Katholiken und der Sozialdemokraten bildeten eine Koalitionsregierung; doch die Männer und Frauen, welche die Weimarer Republik errichteten, hatten nichts als unsagbares Elend geerbt. Es gab damals sozialistische Arbeiter, die glaubten, den Sozialismus in ihrer Lebenszeit einführen zu können. Andere waren durch die Vorgänge in der jungen russischen Räterepublik verwirrt. Weder die politischen Führer noch die Massen erwiesen sich als hinreichend vorbereitet und als einsichtig genug, um schnell ein besseres Deutschland aufzubauen.
— Ich weiß, daß die wirtschaftliche Macht in den Händen der noch immer Mächtigen blieb, die wehmütig auf das vergangene Kaiserreich zurückblickten.
— Und der Versailler Friedensvertrag vom Juni 1919 belastete die junge Republik mit einer untragbaren Bürde von Wiedergutmachung. Der Schrecken einer schnell wachsenden Geldentwertung konnte erst 1923 beendet werden.
— Sie waren zu jung, um in den Krieg zu ziehen, nicht wahr?
— Ja. Doch erinnere ich mich deutlich, daß in den verworrenen Nachkriegsjahren zahlreiche „Erlöser" durch die Lande zogen und Anhänger suchten, die sich erlösen lassen wollten. Sie verbreiteten religiöse, politische und sonstige Ideologien und trugen durch ihre eigene Verwirrtheit zur allgemeinen Verwirrung bei. — *Hitler* trat damals in München einer Gruppe von unzufriedenen

Kleinbürgern bei, die sich später „Nationalsozialistische Deutsche Arbeiterpartei" nannte.
— Sollte dieser Name nicht gleichzeitig deutsche konservative Nationalisten, gleichgültige Arbeiter und auch die ansprechen, die eine unklare Vorstellung von Sozialismus hatten?
— Natürlich; das sehen Sie ganz richtig. Und *Hitler*, der gewiegte Verführer, der sich dieser Partei bemächtigte, war ein bestrickender Volksredner geworden. Er bediente sich alter Vorurteile, wie das der Judenfeindschaft; stellte großmäulige Forderungen an die Regierung und machte unmögliche Versprechungen, um sich als Retter des deutschen Volkes zu empfehlen.
— Stieß er nicht die nationalistischen Geldleute ab?
— Merkwürdigerweise nicht. Sie wußten wohl, daß er es mit „sozialistisch" nicht ernst meinte. Einige gaben Geld für die neue Bewegung.
— Was hatten sie wohl damit im Sinn?
— Sie wollten ihn zu ihrem Werkzeug machen. Sie glaubten, er werde mit den Massen, die ihm folgten, die bestehende kapitalistische Ordnung gegen die revolutionären Arbeiter, gegen „Gleichmacherei" usw., verteidigen. Denn es gab viele organisierte Arbeiter, die meinten, durch Reform oder Revolution die „Expropriation der Expropriateure" durchführen zu können, d. h. den Kapitalisten die Produktionsmittel abzunehmen und in den Besitz der Gesellschaft überzuführen. Diese marxistische Losung hatte die Werktätigen ermutigt, sich zu organisieren und die Geschichte der Wirtschaft und der Revolutionen vergangener Jahrhunderte zu studieren. Eine große sozialdemokratische Partei und starke Gewerkschaften bemühten sich zumindest, die schlechte wirtschaftliche Lage ihrer Mitglieder zu verbessern.

— Doch erreichten sie wenig ...
— Mit der finanziellen Hilfe von Reaktionären konnte nun *Hitler* mit seinen Leuten das private Heer der „Braunhemden" aufbauen. Wir sagten schon, daß *Hitler* dessen Obersten, *Röhm*, umbringen ließ, als er ihm nicht mehr in den Kram paßte.
— Ich las, daß die wachsende Arbeitslosigkeit ein fruchtbarer Boden für das Werben von Braunhemden war.
— Gewiß. Im Jahre 1930 war die Wirtschaft der ganzen Welt in eine Sackgasse geraten. Arbeitslose in allen industriellen Ländern! In Deutschland gab es deren an die sieben Millionen... Nach dem Verlust ihrer Arbeit konnten viele politisch ungebildete Arbeiter ihr Selbstwertgefühl erhalten, und sogar erhöhen, wenn sie die Naziuniform anzogen. Ehe später die Reichswehr wieder fest im Sattel saß und die Aufrüstung neue Arbeitsmöglichkeiten gab, nahmen diese oftmals fast Verzweifelten nun an Versammlungen, Umzügen und Straßenkämpfen teil und sangen in blinder Begeisterung:

„Es schau'n aufs Hakenkreuz voll Hoffnung schon Millionen,
Der Tag für Freiheit und für Recht bricht an!"

— Welcher Täuschung die Ärmsten sich hingaben...
— *Hitlers* so erfolgreich, gewissenlos und theatralisch aufgezogener Kampf für seine Macht und Herrlichkeit verwandelte dann den Parteiführer in den Führer und Präsidenten von Deutschland. Als frecher Selbstherrscher behauptete er einmal, es ereigne sich nichts in seiner Partei, was er nicht bestimme. Humorlos behauptete *Göring* später als preußischer Ministerpräsident: „Wer ein Jude ist, das bestimme ich!" Die hörigen Wissenschaftler konnten tatsächlich nicht herausfinden, welches die genauen Merkmale der jüdischen Rasse sind.

— Verstand denn niemand, daß *Hitlers* Kampf für Deutschlands Größe ein Mittel zum Zweck der phantastischen Größe seiner selbst war?
— Viele verstanden es, doch war es gefährlich, es zu sagen. Ungezählte Gegner *Hitlers* endeten in Konzentrationslagern. Es gelang dem Diktator, die Massen zu täuschen und zu fanatisieren, denn das Aufwärtsstreben der Menschen, gestern wie heute, ist noch nicht von dem Ziel bestimmt, überall ein Leben im Geiste der Menschenwürde zu schaffen.
— Es ist mir noch immer unverständlich, daß Deutschlands demokratische Nachbarländer *Hitlers* Diktatur jahrelang duldeten.
— Als ich zu jener Zeit in Frankreich lebte, verstand ich, daß die Herren der Wirtschaft und ihre kurzsichtigen politischen Vertreter weniger das nazistische Hitler-Deutschland fürchteten, als das kommunistische *Stalin*-Rußland, oder im eigenen Land die *Front Populaire* unter *Léon Blum*. Seine sozialistisch-kommunistische Koalitionsregierung konnte sich nicht lange halten. Und *Hitler* konnte sein „Drittes Reich" ungehindert aufrüsten und so für die Massen Arbeit schaffen, die dann allerdings Elend und Tod zur Folge hatte.
— Die fremden Regierungen hatten offenbar ihre eigenen Sorgen, das bestehende Wirtschaftssystem in Gang zu halten, und konnten so nicht sehen wollen, daß *Hitler* sie in einen neuen Weltkrieg „führte".
— Und in Deutschland wuchs die Zahl der Konzentrationslager und mit wachsender Heeresstärke auch *Hitlers* Lust, schwache Nachbarländer unter dem Vorwand der Befreiung militärisch anzugreifen.
— Ich habe gelesen, daß zuerst Österreich und die Tschechoslowakei seine Opfer wurden und daß *Hitler* Arm

in Arm mit *Mussolini* die Spanische Republik zerstörte, indem er dem Bruderdiktator *Franco* zum Siege verhalf.
— In der Tat wuchs die Macht des „Dritten Reiches" bis schließlich, im Bund mit Räte-Rußland, die westliche Welt das *Hitler*reich zerstörte. Sie hatte durch den Eintritt der Vereinigten Staaten von Amerika die Übermacht gewonnen.
— Doch auch heute geht der Kampf der Mächte um die Übermacht hurtig weiter ... Ich bin manchmal sehr pessimistisch, wenn ich diese Welt ansehe.
— Natürlich: wenn wir die Menschen (einschließlich uns selbst) und die gesellschaftlichen Probleme im Weltmaßstabe besser verstehen lernen, dann können wir uns keinem rosigen Optimismus hingeben; doch mit dem fernen Ziel der Errichtung einer brüderlichen Menschheit kann unser Mut wachsen, wenigstens in unserem eigenen Kreis wirklich demokratisch zu leben, und diesen Kreis mehr und mehr zu erweitern. Indem wir selber alles Streben nach persönlicher Macht über Mitmenschen und nach eigener Herrlichkeit aufgeben, stärken wir wenigstens nicht die neurotischen Bestrebungen der Menschen unserer Zeit, die zu Diktatur und neuen Kriegen führen müssen.
— Sie sprechen wie mein amerikanischer Lieblingsdichter, der keine sprachliche Schönheit schaffen, sondern in freien Rhythmen Liebe und Weisheit erwecken wollte.
— Da wir beide etwas für den belgischen Weltbürger *Georges Simenon* übrig haben, errate ich auch, daß Ihr amerikanischer Menschheitsdichter ein Gedicht „An Ihn, der gekreuzigt ward" richtete. Es endet mit dem Wunsch, daß Männer und Frauen aller Rassen und Länder in kommenden Jahrhunderten sich als Brüder und Liebende erweisen werden, gleich uns.

— Sie kennen also *Walt Whitmans Grashalme?*
— In meinen Reifejahren ließ ich dieses Werk, wie *Goethes Faust*, in meine Seele ein. Beide begleiteten mich durch ein sehr bewegtes Leben. In Augenblicken des Zweifelns und der Verlorenheit fand und finde ich beim Wiederlesen oft neuen Lebensmut und neue Einsicht in menschliche Möglichkeiten.
— Das verstehe ich gut. Sie erinnern sich, daß *Whitman* von seinem Werk sagte: „Kamerad, dies ist kein Buch. Wer es berührt, hat einen Menschen berührt."
— Aber kommen wir zurück von den Höhen der Menschheit, welche die großen Dichter darstellen, zu der gemeinen Tiefe dessen, den wir versucht haben, zu verstehen.
— ... und von dem ich sagen möchte: „Wer sein Buch ‚Mein Kampf' berührt, hat einen Unmenschen berührt."
— Gut gesagt. Aber verstehen Sie nun die fiktive Bewegungslinie, die den großen Neurotiker *Adolf Hitler* beherrschte?
— Ich glaube schon. Diese Linie ging hin auf das Ziel der Einzigartigkeit und der Macht über alle anderen. Es war außerordentlich hoch angesetzt und sollte ein erdrückendes kindliches Gefühl der Nichtigkeit ausgleichen. Die Zuwendung der Mutter erlaubte ihm, etwas Selbstwertgefühl und Mut zu bewahren; sie erlaubte ihm jedoch nicht, ein echter Freund und Liebender zu werden. Sein krampfhaftes Aufwärtsstreben war völlig ichhaft, war neurotisch, denn es entbehrte echtes Gemeinschaftsgefühl. Der komplex-besessene Diktator mußte daher ein elendes Ende nehmen, nachdem im Jahre 1930 eine der in unserem Wirtschaftssystem üblichen großen Krisen ihm ermöglicht hatte, für eine Zeit in Mitteleuropa die Rolle Gottes des Allmächtigen zu spielen.

— Sie haben das Schema richtig erfaßt, das der vielfältigen Wirklichkeit dieses Gegenmenschen unterlag.
— Könnten wir bei unserem nächsten Zusammensein nicht den Lebensstil eines mutigen Menschen besprechen?
— Sicher. Das werden wir tun. Mir fällt eben eine bekannte Frau ein, die ich ob ihres Mutes bewundere.

ZEHNTES ZWIEGESPRÄCH

Mutige Frauen

— Nach unserer letzten Unterhaltung über *Hitlers* neurotisches Verhalten habe ich in unserem *Brockhaus* den Abschnitt über die Weimarer Republik nachgelesen. Ich sah, daß gleich zu ihrem Anfang verbrecherische Totschläger die Revolutionäre *Karl Liebknecht* und *Rosa Luxemburg* umbrachten. Dieser politische Mord muß Sie damals tief beeindruckt haben.
— Natürlich; wie jeder anständige Mensch war ich empört über das unmenschliche Ende dieser beiden radikalen Kriegsgegner.
— Und ich habe mich gefragt, ob Sie *Rosa Luxemburg* im Sinn hatten, als Sie sagten, wir werden heute über eine bekannte mutige Frau sprechen.
— *Rosa Luxemburgs* Briefe (9), die nach ihrem Tode in zwei Bänden veröffentlicht wurden, zeigen sie als einen seltenen, mutigen und ermutigenden Mitmenschen. Darf ich Ihnen vorlesen, was *Luise Kautsky*, die langjährige enge Freundin, über sie schrieb?
— Bitte! Ich sehe, Sie haben schon einen Band aus Ihrer Bücherei herausgegriffen.
— Und bedenken Sie dabei, daß stumpfsinnige Nationalisten sie „*die blutige Rosa*" nannten und als „*Bettgenossin Karl Liebknechts*" verleumdeten. — „Das Geheimnis der zauberischen Wirkung ihres Wesens bestand nicht zum Geringsten darin, daß ihr, wie wenigen, die Kunst eignete, sich für andere Menschen menschlich zu

interessieren und sie menschlich zu behandeln. Sie besaß die seltene Gabe, mit konzentrierter Aufmerksamkeit zuzuhören, und wie ihr Ohr offen war für jede Klage, so stand ihr Herz offen für den Schmerz jeglicher Kreatur. Ihr Schatz an Menschenliebe war unerschöpflich."
— Das zu hören dürfte viele unserer Heutigen überraschen, die sich als radikale Revolutionäre empfinden.
— Anfang der Zwanzigerjahre trug ich bei Jugendtreffen oft die Gedenkverse vor, die der junge Arbeiterdichter *Bruno Schönlank* an *Rosa Luxemburg* gerichtet hatte. Sie sind mir unvergeßlich geblieben.
— Ich würde sie gern hören.
— Hier ist der letzte Teil:

> „Deine schwache Form zerbrach
> wilder Unverstand der Menge,
> und Du starbest, ihr zur Schmach ...
> Doch in Finsternis und Enge
> wird Dein Abglanz Leuchten tragen
> und in den gequälten Herzen
> Deine starke Seele schlagen!" ... (10)

— Das ist dichterisch sehr stark. Wie war die Wirklichkeit?
— Als Politikerin hatte sie das erhabene Ziel, die Ausbeutung des Menschen durch den Menschen zu überwinden.
— Mit Überredung oder Schrecken?
— Sie widersprach dem zentralistischen System, das *Lenin* einführte, und trat für Demokratie auch in der Arbeiterbewegung ein.
— Das höre ich gern.
— Doch wollte ich den Lebensstil einer mutigen Frau unserer Zeit mit Ihnen untersuchen.
— Wer ist sie?
— Haben Sie noch etwas Geduld. — Wir haben verstanden,

nicht wahr, daß jeder Vorfall im Leben eines Menschen als ein Punkt auf einer eingebildeten Linie angesehen werden kann. Sie geht aufwärts. Sie beginnt bei einem unangenehmen Minus (unten) und zielt auf ein ersehntes Plus (oben); d. h. auf ein überragendes Ich oder ein glückliches Wir.
— Und wir sahen, daß *Hitlers* ichhaftes Ziel eines einzigartigen Erlösers großes Elend für uns, für Massen von Menschen, bedeutete.
— Wenn wir also alles im Zusammenhang betrachten, innerhalb einer Gesamtheit, dann kann man dies als horizontal, als waagrecht, bezeichnen: wir untersuchen zuerst die Umgebung eines Menschen, in der er handelt oder auf die er reagiert. Unsere Zusammenhangsbetrachtung muß zweitens auch vertikal, senkrecht sein: wir erfassen einen Vorfall oder Vorgang geschichtlich. Wir fragen, was ihm vorausging und auf welchen vielleicht verhüllten Zweck er abzielt.
— Das hatte ich schon gut verstanden, wie ich auch sehe, daß diese Zusammenhangsbetrachtung nicht einfach ist.
— Dann möchte ich Ihnen eine kleine Prüfungsarbeit vorschlagen.
— Eine Prüfungsarbeit? Einen Test!
— Ja. Versuchen Sie, mir zu sagen, was der folgende Bericht besagt: „Ich stand auf der Treppe, die zum zweiten Stockwerk hinaufführte, wo eine andere Familie wohnte. Ich hielt die Hand von deren kleiner Tochter und sah zu, wie unsere Väter versuchten, die Haustür mit Brettern zu verrammeln."
— Nun, das ist ein einfacher Bericht, der einer Wirklichkeit zu entsprechen scheint. Richtig?
— Ermöglicht er uns, die Haltung dieses Menschen zum Leben zu erraten?

— Es wäre wohl übereilt, ihm einen Zuschauerkomplex anzuhängen. Gewiß stand er ruhig da und sah nur zu, doch hielt er auch ein kleines Mädchen an der Hand.
— Was sonst noch?
— Die Väter verbarrikadierten die Haustür. Eine nicht näher beschriebene Gefahr bedroht also die Familie. Man kann sich fragen, ob der Erzähler dieses Vorfalls meint, das Tun der Väter reiche aus, um die drohende Gefahr abzuhalten.
— Richtig. Bemerken Sie eine angedeutete Bewegung?
— Ja: die Treppe führt zum zweiten Stock hinauf. Ein passendes Bild für die mögliche Aufwärtsbewegung einer Lebenslinie. Sie mag einen Weg zur Sicherheit andeuten für den Fall, daß die vernagelte Tür nicht Stand hält.
— Sie meinen, sie symbolisiere in einer gefährlichen Lage einen möglichen Ausweg?
— Freilich! Und da sind auch Zusammenarbeit und gegenseitige Hilfe vorhanden: die Väter handeln gemeinsam, und der Erzähler des Vorganges hält die Hand des kleinen Mädchens; wohl um es zu beruhigen oder zu beschützen.
— Gut. Sie nahmen an, es mit einem Traumbericht zu tun zu haben, nicht wahr?
— Ja, ich wendete an, was Sie mich über das Verstehen von neurotischen Träumen gelehrt haben. Hier sehe ich aber keine neurotische Haltung: Obwohl der Erzähler um eine drohende Gefahr weiß, weint oder schreit er nicht und läuft nicht davon. Er hat mit der nach oben führenden Treppe einen Ausweg im Auge. Das An-der-Hand-Halten des Mädchens mag Selbstvertrauen andeuten, doch auch Zweifel daran, daß die Arbeit der Väter die Gefahr wirklich fernhalten wird. Aber zweifellos kommt

ein Gefühl der Gemeinschaft zwischen den beiden Familien zum Ausdruck.
— Was würden Sie mich fragen?
— Konnten Sie etwas über die Gefühle des Erzählers erfahren, die er beim Erwachen hatte?
— Das Gefühl von Angst und Zorn über den Vater, der nichts besseres zu tun wußte...
— Ist da nicht der Gedanke verborgen, daß an der Stelle der Anderen der Erzähler selber es besser machen würde?
— Vielleicht. Ich muß Ihnen nun aber sagen, daß der Bericht, den Sie deuteten, nicht einen Traum, sondern eine früheste Erinnerung wiedergibt.
— Heißt das, daß Individualpsychologen früheste Erinnerungen genau so deuten, wie Träume?
— Mehr oder weniger; denn die Bewegungslinie eines gegebenen Menschen ist erkennbar in beiden seelischen Vorgängen, im Traum wie in der Erinnerung... Sie lächeln?
— Ja, über meine Gescheitheit; denn ich konnte eben Ihren Satz fertigdenken mit dem Zusatz: „...wenn wir den Gesamtzusammenhang ins Auge fassen." Wir müssen demnach auch zu erfahren suchen, in welcher Lage jemand ist, der uns seine früheste Erinnerung erzählt.
— Richtig. Sein derzeitiger Seelenzustand wird bestimmen, welche von vielen möglichen Erinnerungen er im Augenblick auswählt, um sie zu erzählen.
— Bedeutet das also, daß sowohl ein Traum wie eine früheste Erinnerung einen angenehmen Inhalt haben werden, wenn ich sie im Kreise von frohen Bekannten berichte, die mich gern haben?
— Allgemein gesagt: wahrscheinlich. Und in einer brenzlichen Lage, in der jemand sich noch nicht klar ist, ob er

vorangehen soll (weil das gefährlich sein kann), werden ihm Erinnerungen kommen an Vorfälle oder Träume, die wie Warnungen sind, um sein Zögern zu rechtfertigen.
— Können Sie das an Hand von Beispielen klarmachen?
— Gern. In der ersten Sitzung meiner individualpsychologischen Lehranalyse erzählte ich meinem Lehrer als früheste Erinnerung folgendes: Ich war etwa zwei Jahre alt, als ich in der Dachwohnung meines Großvaters auf dem hohen Fensterbrett stand. Ich freute mich, daß ich groß genug war, die gewölbte Mauer über mir gerade mit dem Kopf berühren zu können. (Großvater hatte mich hinaufgehoben, und er war wohl bereit, mich aufzufangen, sollte ich herunterfallen.) Wenn ich nun aber auf dem Fensterbrett von der Seite nach der Mitte ging, dann konnte ich natürlich die Mauer über mir nicht mehr berühren, und das Vergnügen war weg.
— Diese früheste Erinnerung scheint allgemein anzudeuten, daß Sie unzufrieden waren, wie Ihr Leben sich entwickelte.
— Ganz recht. Viel später kam mir zum ersten Mal eine ganz andere Erinnerung an jene Zeit in den Sinn: Mein Großvater pflegte für Bekannte Tuchschuhe anzufertigen. Er legte und nähte zunächst Tuchabfälle zusammen, welche dann die Sohle bildeten. Spielerisch nahm ich nun die Schere, schnitt Stücke aus einer alten Zeitung aus und legte sie in Form einer Sohle zusammen. Ich hatte dabei das schöne Gefühl, daß ich dem geliebten Großvater gleich war. — Warum lächeln Sie wieder?
— Entschuldigen Sie, aber ich sah im Geiste Ihren Großvater als *Alfred Adler*, dessen Lehre anzuwenden und zu verbreiten Ihr Ziel geworden ist.
— Das ist wirklich lustig, wie Sie da meine Lebenslinie zu erfassen suchten.

— Aber ernsthaft, da ich mich als Prüfling empfinde: Ich würde sagen, der Gegensatz im Inhalt dieser späteren Erinnerung scheint eine Änderung in Ihrer Haltung zum Leben anzudeuten: Erst waren Sie selbstgefällig, eitel — dann versuchten Sie, etwas Nützliches zu tun, nach dem Vorbild des Großvaters. Sie meinen, das hat mit Ihrer Lehranalyse zu tun?
— Sie war in der Tat keine „Leeranalyse", um einen Scherz von *Fritz Künkel* anzuwenden. Sie lehrte mich nicht nur, mich besser zu verstehen; sie stülpte mich um.
— Ich hörte gern noch ein anderes Beispiel.
— Lassen Sie mich aus vielen das folgende auswählen: Eine junge Frau erzählte mir in unserer ersten Sitzung als früheste Erinnerung, daß sie in der Wiege lag und daß jemand sich auf ihr Gesicht niederbeugte. Sie bekam Angst und weinte. — Als ich sie nach ein paar Wochen von neuem nach ihrer ersten Erinnerung fragte, berichtete sie: „Es war mein Geburtstag, und ich spielte mit den Kindern im Garten."
— Das sieht bald so aus, als ob sie die Therapie als seelische Neugeburt empfand. Beim Vergleichen dieser beiden frühen Erinnerungen waren Sie wohl gewiß, daß die Klientin auf dem Weg vom Ich zum Wir fortschritt. — Doch sollten wir nun nicht zu der frühen Erinnerung zurückkommen, mit der Sie meinen Fortschritt in der Menschenkenntnis prüfen wollten? Ich möchte nun wissen, wer diesen Bericht gab, wann und in welcher Situation.
— Sie kennen also das Buch *Mein Leben* (11) von *Golda Meir* noch nicht? Sie ist die mutige Frau, deren Lebensweg wir zu verstehen suchen. Sie erzählt diese Erinnerung auf der ersten Seite ihrer Lebensbeschreibung. Allerdings ließ ich in meinem Zitat vor dem Wort „Familie" das Wort „jüdisch" weg.

— Oh! Dadurch verallgemeinerten Sie den Bericht, und ich erkannte ihn nicht wieder. Jetzt fällt es mir wieder ein: Ehe sie den Vorgang so knapp und klar beschreibt, sagt sie, daß ihre Kindheitserinnerungen viel mit Armut und Hunger zu tun haben, und mit Angst vor Pogromen, wenn irregeführte Leute die Juden angriffen und schrien, diese haben Christus getötet.
— Da haben Sie also das nun berühmte Buch doch gelesen.
— Ja, aber es ist schon drei Jahre her, und ich las es nur einmal.
— Das erweckt in mir die Erinnerung an Worte, die mein Vater zu sagen pflegte:

> „Ein Buch, das man nicht zweimal liest,
> ist wert nicht, daß man's einmal liest."

— Das ist sehr schön gesagt — aber schwer zu befolgen... Ich habe also irrtümlicherweise angenommen, daß ein Mann diesen Bericht gab.
— Tatsächlich besteht kein Unterschied zwischen der Seele eines Mannes und der einer Frau.
— Wirklich nicht?
— Sehen wir nicht, daß Männer und Frauen, als Menschen, ähnliche Lebensschwierigkeiten haben und ähnliche Möglichkeiten, sie zu meistern? Wir wissen auch, daß beider Lebensfäden so lange verwickelt und verwirrt sein werden, wie das Vorurteil von der Minderwertigkeit der Frau besteht. Dieses künstliche, von Menschen gemachte Problem des Kampfes der Geschlechter spiegelt sich, wie wir sahen, in den Träumen wie auch in den Erinnerungen von Männern und Frauen wieder. Und in vielen Fällen nimmt das neurotische Machtstreben von Frauen, „männliche", und von Männern manchmal „weibliche" Formen an.

— Ich sehe das erst jetzt ganz klar, obwohl es mir in früheren Unterhaltungen offenbar geworden sein sollte.
— Lassen Sie mich diesen Sachverhalt mit einem Beispiel belegen. Ich kannte einen Maler, den Sohn einer wohlhabenden Familie. Er mußte empfinden, daß es nicht immer leicht ist, die herkömmliche Rolle des überlegenen Mannes zu spielen. Er erzählte folgende erste Erinnerung: „Meine Mutter fragte mich, was ich will, und ich sagte, ich will ein Mädchen sein."
— Ich errate, daß er einen Mutterkomplex hatte und unverheiratet war.
— Natürlich. Und es macht für die Deutung keinen Unterschied, ob es sich um eine echte oder eine aus Spaß erfundene Erinnerung handelt. Sie deutet einen Lebensstil an, der Ehe und Vaterschaft ausschließt.
— Was machten Frauen wie *Rosa Luxemburg* und *Golda Meir* aus der Tatsache, daß sie in eine Welt geboren waren, in der noch viele Männer die Frauen für minderwertig halten?
— Für beide Frauen scheint dieses gesellschaftliche Vorurteil keine Schwierigkeit gewesen zu sein. Sie lebten als Vollmenschen. Auch kluge Marxisten machten sich nichts daraus, daß die Nazi-Übermenschen sie Untermenschen nannten.
— *Golda Meir* wirkt in ihrem Buch wie eine befreite Frau; ich meine, wie ein Mensch schlechthin. Denken Sie das auch?
— Ja, und das macht das Buch so bedeutsam für unsere Zeit, da Frauen oft einen neurotischen männlichen Protest gegen ihr Weibtum erheben.
— Ich erinnere mich jedoch daran, daß sie 1916 in Milwaukee *Ben Gurion* zum ersten Mal traf, den späteren ersten Ministerpräsidenten von Israel. Er warb Frei-

willige für die Jüdische Legion in Palästina, und sie wollte ihr beitreten. Als sie hörte, daß nur Männer aufgenommen werden, war sie ungehalten ob dieser Ungleichheit auch unter jüdischen Sozialisten.
— Und erinnern Sie sich, daß *Ben Gurion* viel später sagte, sie sei „der einzige Mann" in seinem Kabinett? Sie fand das nur leicht vergnüglich und fragte, ob es wohl schmeichelhaft für einen Mann wäre, würde er als „die einzige Frau" in der Regierung bezeichnet.
— Das zeigt Sinn für Humor der, wie Sie sagten, Ausdruck von Mut ist. Sie sagt irgendwo in ihrem Buch ausdrücklich, daß sie nie einen weiblichen Minderwertigkeitskomplex gehabt habe.
— Und mutig nahm sie die biologische Aufgabe der Frau auf sich: sie setzte zwei Kinder in die Welt.
— Ich erinnere mich, daß sie sich als gute Mutter und Großmutter erwies und offenbar überall tüchtig war, ob es nun galt, eine ihr im Kibbutz zugeteilte, ungewohnte Arbeit zu tun, oder einen Haushalt oder ein Ministerium zu leiten.
— Ihre ständige unermüdliche Hingabe an das Ziel, das alte jüdische Palästina zu einer neuen Heimat der Juden zu machen, belud sie allerdings mit der schweren Bürde öffentlicher Tätigkeit. Sie war nicht geneigt, sie abzulegen. Das führte zu einer Entfremdung von ihrem politisch weniger eifrigen Mann. Als sie ehrlich zugeben mußten, daß ihre Ehe ein Fehlschlag war, trennten sie sich, blieben aber gute Freunde. Frau *Golda Meyerson* nahm später auf *Ben Gurion*s Vorschlag den hebräischen Namen „Meir" an, was auf deutsch „die Leuchtende" heißt.
— Sie schrieb auch, daß es sie manchmal quälte, ob all ihrer politischen Arbeit die Kinder vernachlässigen zu müssen.

— Nun, das wurde jedenfalls kein lebensfeindlicher Schuldkomplex. Mit stolzer Bescheidenheit, oder mit bescheidenem Stolz, widmete sie das Buch ihres Lebens „Meinen Schwestern *Sheyna* und *Klara*, unseren Kindern und Kindeskindern".
— Das führt uns zur Betrachtung ihrer Stellung in der Familie. Wenn wir die im einzelnen untersuchen, sollten wir das Werden der Lebenslinie sehen, die sie zu erfolgreichen gesellschaftlichen und politischen Leistungen führte. Wird es sich zeigen, daß unsere Deutung ihrer frühesten Erinnerung zutrifft?
— Wir werden sehen. — Lassen Sie mich nochmals in anderen Worten sagen: als wir eine gewisse Leitlinie in ihrer frühesten Kindheitserinnerung fanden, konnten wir natürlich nicht voraussagen, daß *Golda Meir* eines Tages Ministerpräsidentin der Republik Israel sein wird. Die Linie hätte auch in anderer Form ein konkretes Ziel erreichen können — doch niemals das eines Diktators oder eines selbstzufriedenen, politisch uninteressierten Nebenmenschen. Doch daß sie uns als früheste Erinnerung gerade den Vorgang schilderte, den zu deuten wir unternahmen, das war kein Zufall. Das erhellt ihre ständige Gangart durchs Leben. Wir deuteten: Sie wird sich immer der Gefahr bewußt sein, in der Juden und Arme sich befinden; immer zusammenarbeiten mit Menschen, die helfen wollen, wie sie selbst; wird auch in schweren Umständen nicht aufgeben und wird einen Ausweg zu finden suchen.
— War diese mutige Frau auch für andere ermutigend?
— Sicher für alle, die ähnliche starke Gefühle für menschliche Gleichheit, Würde und Verantwortung hatten. Denken Sie vergleichsweise an *Karl Marx*. Mit seinen Schriften ermutigte er die Arbeiter, aber sicher nicht

deren Ausbeuter. „Ermutigen" darf keine leere Formel bleiben; es erfolgt nicht wie wir schon sahen, im luftleeren Raum. Die Fragen: Wen, wozu, wann, machen den Begriff greifbar.
— Bedeutet das, daß *Golda Meir*, da sie keine Psychotherapeutin für einzelne Leidende ist, auch manche schockiert und vielleicht entmutigt hat?
— Sicher. So schrieb *Marie Syrkin* (17) in ihrem Buch über sie, daß „fast jede Begegnung mit *Golda Meir* einen Minderwertigkeitskomplex hervorbrachte".
— Kaum glaublich. Sie meinte wohl mit „Minderwertigkeitskomplex" ein leichtes Minderwertigkeitsgefühl.
— Wahrscheinlich, denn sie erklärt, daß er nicht auf dem Unterschied in der Leistung beruhte. Die Leistungen ihrer Heldin waren so überragend, daß diese Schriftstellerin sie nicht mit den eigenen bescheidenen Leistungen vergleichen würde. Dieser „Minderwertigkeitskomplex" beruhe, so schrieb sie, vielmehr auf „menschlicher Schwäche auf der Ebene, wo Gleichheit möglich ist."
— Was will sie damit sagen?
— Daß Leute mit dem Lebensstil, z. B. eines verweichlichten Kindes, sich klein fühlen können, wenn sie, wie *Marie Syrkin*, zu spät zu einer dringenden politischen Versammlung kommen und von *Golda Meir* von weitem kritisch angesehen werden. Oder wenn sie solche Nichtigkeiten äußern, wie „Ich wünschte, ich wäre schlanker!" und auf die Leichtsinnigkeit solcher Bemerkungen hingewiesen werden. Da *Golda Meir* sich von klein auf geübt hatte, genau, ordentlich und einfach zu sein, und von anderen nicht weniger zu verlangen, als von sich selbst, mögen sich diejenigen in ihrer Gegenwart ungemütlich gefühlt haben, die das gleiche hohe

Ziel weniger eifrig verfolgten. Man kann aber gewiß nicht sagen, daß sie eine Entmutigerin war.
— Wenn ich mich recht erinnere, dann erzählt sie am Anfang ihres Buches eine andere frühe Erinnerung. Ich weiß nicht, ob sie auch den Lebensstil ausdrückt, den wir bisher sahen.
— Können Sie die Stelle in meinem Exemplar finden?
— Hier: Seite 2: „Ich kann mich noch weinend in der Küche sitzen sehen und zuschauen, wie meine Mutter meiner kleinen Schwester etwas von dem Hirsebrei gibt, der von rechtswegen mir gehörte..." Dieser Erinnerung fügt sie folgendes hinzu: „Ich hatte ein Gefühl der Bitterkeit, daß ich etwas davon teilen mußte, sogar mit der Schwester." Hätten wir erwarten können, daß sie auf die Schwester eifersüchtig war?
— Lassen Sie uns also herausfinden, ob wir in unserer Deutung ihres Lebensstils einen Fehler gemacht haben. Ist der Grundgedanke dieser Erinnerung Eifersucht und Neid? Oder vielmehr Bitterkeit über Ungerechtigkeit? Denn der Hirsebrei war ihr Anteil, und sie hätte ihn mit niemand teilen wollen. Klagten ihre Tränen nicht die soziale Ungerechtigkeit an?
— Das mag sein.
— Ich habe schon hervorgehoben, daß wir einer Gruppe, auch unserer Familie, nur dann wirklich von Nutzen sein können, wenn wir darauf bestehen, die gleichen Rechte zu haben, wie alle anderen. Und, wie *Kleist* sagte: wer sich zum Wurm erniedrigt, braucht sich nicht wundern, wenn er getreten wird. *Golda* wollte sich nicht treten lassen.
— Sicher; sie spricht auch mit warmen Worten über den Schwarm von Vettern ersten und zweiten Grades, von Tanten, Onkeln, welche die Wohnung der armen aber

Geselligkeit liebenden Familie füllten, wenn Freitag nach Sonnenuntergang der heilige Sabbat begonnen hatte.
— Wir müssen uns auch darüber klar sein, daß die Autobiographin ihre Erinnerungen nicht für uns aufschreibt, damit wir als Studierende der Menschenkenntnis sie deuten. Es trifft zu, daß sie uns damit Stoff zur Deutung gab, doch hat das Buch in erster Linie einen politischen Zweck: Die Verfasserin will die Leser darüber aufklären, was in der ersten Hälfte unseres Jahrhunderts vor sich gegangen ist und will sie eindringlich darauf hinweisen, daß Armut und Rassenhaß Übel sind, die uns auch heute noch zu ihrer Überwindung herausfordern. Sie will verständlich machen, wie sie, die unter diesen Übeln von klein auf gelitten hat, sozialistische Zionistin wurde mit dem Ziel, den Juden ein sozialdemokratisches Heimatland zu verschaffen.
— Das tut sie mit dem Buch in der Tat in sehr überzeugender Weise.
— Schließlich ist es auch eine Bestätigung, daß meine Deutung der Hirsebreigeschichte zutrifft, und daß es sich nicht um engen persönlichen Neid handelt, wenn sie hinzusetzt: „Ich bin froh, daß mir damals niemand sagte, daß meine ältere Schwester *Sheyna* in der Schule oft vor Hunger umfiel."
— Natürlich hat das heutige Israel weder das internationale „Judenproblem" gelöst, noch ein „sozialistisches" Land aufgebaut. Es ist aber bemerkenswert, daß es das einzige wirklich demokratische Land im Nahen Osten ist.
— Gewiß; diese politischen Probleme liegen außerhalb unseres Bemühens, den eigenartigen Lebensstil einer zionistischen Pionierin zu verstehen, die in ärgster Armut in Rußland und Amerika aufwuchs.

— Sind nicht Zionisten wie *Theodor Herzl* und *Chaim Weizmann* Söhne wohlhabender Eltern gewesen?
— Ja — warum nicht? Andere Juden, in welcher Gesellschaftsschicht immer, haben ihr Judentum abzulegen versucht und haben sich „assimiliert". Sie hatten nichts für Zionismus übrig. Zahlreiche jüdische Menschen, sowohl aus armen wie aus wohlhabenden Kreisen, haben sich angesichts der sozialen Ungleichheit und Ungerechtigkeit in unserer Welt internationalistischen, sozialistischen Bewegungen angeschlossen. Die Linie jüdischer Sozialistenführer war seit *Marx* ungebrochen: *Ferdinand Lasalle, Eduard Bernstein, Jean Jaurès* sind im heutigen Tel-Aviv in Straßennamen lebendig; *Paul Singer, Hugo Haase, Rosa Luxemburg* waren Führer in Deutschland; *Viktor* und *Friedrich Adler, Rudolf Hilferding, Otto Bauer* in Österreich; *Léon Blum* in Frankreich. Es mag auffallen, daß die sozialistische Arbeiterbewegung in England keine jüdischen Köpfe verzeichnet. Als Individualpsychologen sehen wir, daß wir unsere persönliche Leitlinie wählen, mehr oder weniger unabhängig davon, ob wir arm oder reich, Jude oder Christ oder was sonst sind. Diese Bewegungslinie ist wie die Achse unseres Lebensstils, unseres Verhaltensschemas. Das Endziel, das Persönlichkeitsideal des Einzelnen, das dann alle Einzelheiten des Verhaltens bestimmt, kann darin bestehen, nur zu überleben in dieser harten Welt, oder in irgend einer Weise zur Verbesserung der allgemeinen Wohlfahrt und Kultur beizutragen.
— Meine Frage betreffend wohlhabende Zionisten hat uns auf einen Abweg gebracht; doch glaube ich, es ist nicht unwichtig, diese Zusammenhänge zu sehen, um den einzigartigen Menschen *Golda Meir* zu verstehen.
— Man kann die Zusammenhangsbetrachtung zu weit trei-

ben, und immer mit Adam und Eva anfangen. Ich sagte schon, man sollte nicht unendlich viele Einzeltatsachen zusammentragen; man muß die wesentlichen Punkte erfassen, die die individuelle Dynamik kennzeichnen.

— Trotzdem das Kind in großer Armut aufwuchs, wurde *Golda Meir* offenbar eine bemerkenswert starke und gesunde Frau.

— Betrachten wir nach dieser zutreffenden Feststellung ihrer körperlichen Grundlage nun ihre Stellung in der Familie. — Ihre Eltern waren von Pinsk nach Kiew gezogen. Der Vater war ein Waisenkind. Als tüchtiger Kunsttischler hatte er die Erlaubnis bekommen, sich in dieser großen ukrainischen Stadt niederzulassen. — Die Mutter, eine tatkräftige, kritische Frau, war stolz, wenn sie erzählen konnte, daß sie ihren Mann ohne den damals üblichen Heiratsvermittler gewonnen hatte. Sie mag ihrem Manne überlegen gewesen sein.

— Das gab offenbar dem Mädchen die frühe Erfahrung, daß Frauen jedenfalls nicht minderwertig sind.

— Und trotz allem wirtschaftlichen Elend waren die Eltern doch optimistisch und gesellig.

— Meine Eltern waren nicht arm, doch auch nicht so auf Gemeinschaft eingestellt, wie *Goldas*. Es wird mir wiederum sehr klar, wie wichtig der rechte Familiengeist ist, um den Kindern zu helfen, ihr Gemeinschaftsgefühl zu entwickeln. Wenn ich meine Eltern als Erzieher kritisch betrachte, dann sage ich mir nun immer: sie hatten es selber nicht gelernt, ihre Kinder demokratisch zu erziehen.

— Das ist sehr weise. Wir kommen unter dem Druck der heutigen Verhältnisse zu der Überzeugung, daß der Erfolg der Elternschaft nicht dem Zufall überlassen werden darf. Elterliche Erziehung benötigt genau so viel Vorbereitung und Übung, wie jede andere Tätigkeit. Allenthalben haben Individualpsychologen schon Eltern-Arbeitsgruppen und Familienberatungsstellen ins Leben gerufen, die den Erziehern die Technik des demokratischen Umgangs mit Kindern zeigen. (13) Aber in jedem Falle ist die Meinung, die das Kind sich über seine Eltern macht, nur eine der Bedingungen, unter denen es heimlich und ohne es zu verstehen seinen Verhaltensplan ausarbeitet.

— War nicht ein Großvater *Golda*s als Dreizehnjähriger in die zaristische Armee geholt worden? Und hatte er dabei nicht 25 Jahre lang seine jüdische Rechtgläubigkeit und sein frommes Verhalten aufrecht erhalten, obwohl es seine Leiden noch größer machte als die der Waffenbrüder? Als er dann später heiraten konnte, fanden ihn die Leute sehr hartnäckig und zäh.

— Erinnern Sie sich auch der herrischen Urgroßmutter. Die zukünftige Ministerpräsidentin hatte deren Vornamen bekommen. Von ihren Eltern hörte sie, daß sie auch körperlich der *Bobbe Golda* gleiche.

— Das sind wieder Erinnerungen, die ihr Selbstbewußtsein und ihren Mut bekräftigen.

— Gewiß; doch die allbeherrschende *Bobbe Golda* war in ihrem Verhalten nicht starr und steif. Sie hatte auch gesunden Menschenverstand und verteidigte *Golda*s Vater, als die Eltern ihrer Mutter den einfachen Tischler als Schwiegersohn ablehnten. Die *Bobbe* entschied: „Worauf es ankommt, ist, daß er ein guter Mensch ist. Dann kann auch ein Tischler eines Tages ein Holzhändler werden." Das wurde er nicht; doch die ebenso hartnäckige Urenkelin wurde Ministerpräsidentin. Und welche schweren Entscheidungen sie auch zu treffen hatte, ihr Verhalten war schmiegsam, ihr Lebensstil zeigte keine

unfruchtbare Steifheit. Während sie heute noch, wie Generationen vor ihr, gern jiddisch spricht, meisterte sie später leicht Englisch und Neu-Hebräisch (Ivrit), da die Erwerbung dieser Kenntnis Nahziele auf dem Weg zum fernen Ziel des neuen jüdischen Heimatlandes waren.
— Ich erinnere mich, daß die Mutter mehrere Kinder bald nach der Geburt verloren hatte.
— Ja, und Dank einer glücklichen Verbesserung ihrer Lebensumstände überlebte *Sheyna*, das nächste Kind. Sie war neun Jahre älter als *Golda*. Ein drittes Mädchen wurde drei Jahre nach ihr geboren.
— *Golda* war also das mittlere von drei Mädchen. Ich war überrascht, als ich las, wie glücklich sie nach *Sheynas* Verheiratung war, nun endlich einen Bruder zu bekommen, wenn es auch nur ein lieber Schwager war.
— Eine mittlere Schwester zu sein bedeutet an sich noch nichts für den Lebensstil. Sie war nicht, wie es oft bei mittleren Kindern vorkommt, zwischen zwei anderen zusammengequetscht. *Sheyla* war viel älter als *Golda* und wurde ihr mehr als eine ältere Schwester. Dieser ungewöhnliche Mensch, schreibt sie, war ein leuchtendes Beispiel, ihre beste Freundin und auch ihr Ratgeber.
— *Golda* wetteiferte also nicht mit ihr um den Vorrang, wie es zweitgeborene Kinder oft tun, wenn das erstgeborene nur wenig älter ist. Sie konnte sich auch kaum sehr vernachlässigt fühlen, als *Zipka* geboren wurde. Ich erinnere mich, daß „Zipka" in Amerika als „Klara" das am meisten amerikanisierte Mitglied der Familie wurde. Das entspricht der Haltung eines Jüngsten. Und *Golda* half ihr dabei mit ihrem schon besseren Englisch.
— Was würden Sie nun zusammenfassend über dieses Kind in dieser Familie sagen?
— So weit haben wir gefunden, daß sie ein hübsches, ge-

sundes Kind war, mutige Eltern hatte, um die man sie beneiden könnte; daß sie sich in einem günstigen Geschwisterverhältnis befand und in einem großen Kreis von engen Verwandten aufwuchs. Sie hatte eine von allen geschätzte tatkräftige Urgroßmutter, deren Vornamen sie bekommen hatte, und der sie körperlich ähnlich war. So entwickelte sie den Lebensstil eines tätigen Menschen mit Gemeinschaftsgefühl.
— Gut. Wir lesen, daß ihr Mentor, *Sheyna*, schon mit 14 Jahren „eine Revolutionärin" war, „ein ernsthaftes, entschlossenes Mitglied der sozialistisch-zionistischen Bewegung."
— Wo hatten sie und ihre Freunde diese Ideen her?
— Sie lagen in der Luft, seitdem *Theodor Herzl* 1894 sein Buch *Der Judenstaat* veröffentlicht hatte. Der erste Weltkongreß der Zionisten fand 1896 in Basel statt. *Golda Meir* beschreibt ihre Schwester als „Perfektionistin", die ihrem Ideal gemäß lebte, was immer es kostete. Als *Herzl* 1904 gestorben war, trug sie jahrelang Trauerkleider.
— Ich erinnere mich an eine sehr lebendig beschriebene Szene: die kleine *Golda* hatte sich oben auf dem flachen russischen Kohleofen eingenistet und lauschte auf die Reden der Schwester und ihrer Freunde. Sie diskutierten heimlich zusammen, während die Mutter in der Synagoge war. So konnte das kleine Kind, wenn auch unklar, erfahren, daß ein Kampf im Gange war. Er ging das vom Zaren unterdrückte Volk im allgemeinen an, doch besonders die Juden.
— Sie haben wahrscheinlich auch Geschichten gelesen von russischen und polnischen Studentengruppen, welche die Herrschaft des Zaren brechen wollten. Die waren von „westlerischen" Ideen beeinflußt, und der Name des

Revolutionärs *Alexander Herzen* mag Ihnen begegnet sein.
— *Rosa Luxemburg* scheint einer solchen Gruppe angehört zu haben.
— Ja; doch im Gegensatz zu *Golda Meir* kam sie aus einer liberalen jüdischen Familie, in der die deutschen Klassiker ein geistiges Heim hatten. Man lebte im Wohlstand. Sie hatte mehrere ältere Brüder, welche die kleine *Rosa* wie eine Prinzessin behandelten. Mit fünf Jahren schon konnte sie Lesen und Schreiben, und ihr mitmenschliches Interesse zeigte sie damit, daß sie sich daranmachte, auch den Hausangestellten das Lesen beizubringen.
— Die Leute würden sagen, sie war eine geborene Lehrerin. Lehrte sie nicht später auch an der sozialdemokratischen Parteischule in Berlin?
— Gewiß; doch wir wissen natürlich, daß wir auch unseren Beruf im Einklang mit unserem Selbstideal wählen.
— Wie war es gekommen, daß diese polnische Jüdin eine führende deutsche Sozialistin wurde?
— Als ihre revolutionäre Tätigkeit unter den Studenten ihrer Heimatstadt sie in Gefahr gebracht hatte, entkam sie nach der Schweiz. Für arme östliche Juden war gewöhnlich Amerika das Land der Hoffnung und der Freiheit. — *Rosa Luxemburg* konnte in Zürich studieren und zum Doktor der Volkswirtschaft promovieren. Sie unterschied sich von *Golda Meir* auch dadurch, daß sie eine Scheinehe mit einem Deutschen einging, um dessen Staatsangehörigkeit zu erlangen. So konnte sie sich dem Kampf der Sozialdemokraten anschließen, deren Parteiprogramm die Religion des Einzelnen als seine Privatangelegenheit bezeichnete.
— Als sozusagen ledige Frau wurde sie eine intellektuelle Parteiarbeiterin?

— Ja. Sie wirkte als Theoretikerin, Journalistin, Propagandarednerin. Und wie sie daheim als Kleinkind den Hausangestellten Lesen und Schreiben beigebracht hatte, so lehrte sie sozialistische Arbeiter an der Parteischule Volkswirtschaft und Wirtschaftsgeschichte.
— Auch hier sehen wir deutlich die Linie des Helfenwollens.
— Doch während *Golda Meir* ihrem Ziel der Überwindung von Armut und Rassenhaß in Palästina eine greifbare Form zu geben versuchte, kämpfte *Rosa Luxemburg* mit den internationalen Arbeitern, um durch den Sozialismus eine höhere menschliche Kultur herbeizuführen. Als sie, noch nicht 50 Jahre alt, ermordet wurde, hatte ihr Ideal noch keine greifbare Form angenommen.
— Was machte sie während des ersten Weltkrieges?
— Da sie öffentlich eifrig gegen den imperialistischen Krieg gesprochen hatte, nahmen des Kaisers Leute sie in Schutzhaft, aus der sie erst 1918 bei Ausbruch der November-Revolution freikam. Als Häftling schrieb sie heimlich die historische *„Junius-Broschüre"*, eine flammende Anklage der Führer der internationalen Arbeiterbewegung. Hatten die sozialdemokratischen Reichstagsabgeordneten und die SPD-Presse nicht dem Krieg zugestimmt? „Wir lassen das Vaterland in der Stunde der Gefahr nicht im Stich", hatte *Hugo Haase*, der Vorsitzende der sozialdemokratischen Fraktion am 4. August 1914 erklärt. *Karl Liebknecht* und *Otto Rühle* stimmten gegen die Kriegskredite. *Wilhelm II.* „von Gottes Gnaden", für den die Sozialisten „vaterlandslose Gesellen" gewesen waren, kannte auf einmal „keine Parteien mehr"! — Und 1919 fiel auch *Hugo Haase* einem Meuchelmord zum Opfer...
— All diese geschichtlichen Ereignisse in Mitteleuropa

scheinen sich außerhalb des politischen Horizonts *Golda Meirs* abgespielt zu haben. Sie war eine Jugendliche, die mit ihren Eltern nach Amerika ausgewandert war.
— Das stimmt; denn als der Vater in Kiew keine rechte Arbeit mehr finden konnte, beschloß er 1903, in Amerika zu versuchen, seiner Familie ein besseres Dasein zu verschaffen.
— Soweit ich mich erinnere, ging die Mutter mit den drei Töchtern nach Pinsk zurück. Erst nach drei Jahren und unter sehr schwierigen Umständen konnten sie dem Vater folgen.
— Wir müssen nun sehen, was in Pinsk in diesen drei Jahren vor sich ging. *Golda* verlebte dort ihr 5. bis 8. Lebensjahr und verstärkte in dieser Zeit den in Kiew angelegten Lebensstil.
— Pinsk ist eine Stadt am Dnjepr, nicht wahr?
— Es war auch ein Mittelpunkt russisch-jüdischen Lebens. Für *Golda* waren Pinsk hauptsächlich die ausgedehnten Sümpfe am Rande der Stadt. Bringen Sie uns bitte andere Erinnerungen ins Gedächtnis zurück, indem Sie die Abschnitte vorlesen, die ich auf Seite 8 angestrichen habe.
— Sie haben sie 1—3 numeriert; ich lese Nummer 1?
— Bitte!
— „In meiner Erinnerung sind diese Sümpfe für immer mit einem beständigen Schrecken vor den Kosaken verbunden; mit einem Winterabend, da ich mit anderen Kindern in einer engen Gasse nahe den verbotenen Sümpfen spielte — und dann die Kosaken auf ihren Pferden ankamen; aus dem Nichts? Aus den Sümpfen? Sie ritten buchstäblich über unsere kauernden, zitternden Leiber hinweg." — War es nicht wie ein Wunder, daß ihnen dabei nichts passierte? Ob das eine echte Erinnerung ist?

— Doch wohl. Bitte lesen Sie weiter.
— „‚Nun‘, sagte meine Mutter später, weinend und zitternd, ‚was habe ich dir immer gesagt!?‘ "
— Was meinen Sie dazu?
— Die Erzählerin erinnert sich an eine weitere Gefahr, der sie glücklich entkam. Selbstermutigung.
— Bitte lesen Sie die Erinnerung an das Kloster vor. Ich habe sie mit Nummer 2 bezeichnet.
— „Vor ihm saßen oder lagen den ganzen Tag Krüppel mit wüsten Haaren und wilden Blicken. Sie beteten laut und baten um Almosen. Ich versuchte, sie zu vermeiden, und wenn ich an ihnen vorbeigehen mußte, schloß ich die Augen und rannte. Wenn meine Mutter mir wirklich Angst machen wollte, dann wußte sie, daß sie nur die Bettler erwähnen brauchte, und ich gab allen Trotz auf." — Das Kind wurde also abgestoßen von diesen untätigen, nur betenden und bettelnden christlichen Krüppeln. Sie waren sicher ein starker Gegensatz zu den Menschen ihrer engeren Umgebung. — Es ist auch interessant zu hören, daß sie ihrer Mutter zuweilen trotzen konnte.
— Natürlich mußte sie später als Führerin der Partei und der Regierung oftmals mächtigen politischen Gegnern Trotz bieten. Keine Mutter war mehr da, um sie zu ängstigen. Auf derselben Seite ist eine weitere Erinnerung an die Jahre in Pinsk angestrichen; Nummer 3, bitte!
— „Wie alle Kinder, so spielte und sang ich und erfand Geschichten, die ich dem Baby erzählte. Mit *Sheynas* Hilfe lernte ich lesen und schreiben, obwohl ich in Pinsk noch nicht begann, in die Schule zu gehen, was hätte geschehen sollen. Meine Mutter pflegte zu sagen: ‚Sie nannten dich alle ein goldenes Kind, das immer mit etwas beschäftigt war.‘ "

— Das bekräftigte natürlich ihr Selbstwertgefühl. Der nun folgende Satz ist höchst bedeutsam.
— „Aber womit ich in Pinsk wirklich beschäftigt war, bestand darin, daß ich in der Schule des Lebens lernte — und wieder hauptsächlich durch *Sheyla*." Daß sie zeitig und ohne Schule Schreiben und Lesen lernte hatte sie mit *Rosa Luxemburg* gemein.
— Ja: Schule des Lebens!
— Ich denke daran, daß manche radikale Zeitgenossen proklamieren: unsere Schulen erziehen die Kinder durchaus nicht zu einem tüchtigen demokratischen Leben. Sie sollten verschwinden!
— Mag sein. *Golda Meir* war in Amerika für den Beruf der Lehrerin geschult worden, doch verfolgte sie ihn nicht. Sie war jedoch eine Zeitlang eine lebendige und zufriedene nebenberufliche Lehrerin in einer jiddischen Schule in Milwaukee. Niemand in ihrer Familie — außer später *Klara* — hatte eine akademische Schulung; alle erwarben ihren Mut, ihren Unternehmungsgeist, ihre Lust an sozialer Tätigkeit in der harten Schule des Lebens. Diese erlaubte keine Verweichlichung, keine Eitelkeit, keinen überflüssigen Luxus. Sie hatten viele Schwierigkeiten überwunden und noch zu überwinden, als sie nun in Milwaukee alle wieder zusammen waren.
— Ich glaube, *Golda Meir* lebte 15 Jahre in USA?
— Ja, von 1906—1921, als sie nach Palästina ging. Der Vater paßte sich dem amerikanischen Leben schnell an. Außer mit Lohnarbeit war er auch in jüdischen Hilfsorganisationen tätig. Die Mutter machte, ohne Englisch sprechen zu können, in ihrem jiddischen Viertel ein Lebensmittelgeschäft auf.
— Ich erinnere mich, daß, wie der Vater, so auch *Sheyla*, anderweits schlecht bezahlte Arbeit annahm und nichts

mit dem Laden zu tun haben wollte. *Sheyna* verließ das Haus und heiratete dann ihren Jugendliebsten. Sie lebten in Denver und waren weiterhin sozialistische Zionisten, die ihre Ideen verbreiteten.
— Aber unsere *Golda* konnte nicht anders als im Laden helfen, wenn die Mutter am Morgen frische Waren besorgen mußte. Die Lernbegierige war unglücklich, daß sie deswegen oft Schulstunden versäumen mußte; doch hatte sie auch gelernt, unangenehme Arbeiten zu erledigen, wenn es not tat.
— Und wie wir erwarten konnten: sie erzählt, daß sie bald an der Spitze der Klasse war.
— Erinnern Sie sich, daß sie Präsidentin der *American Young Sisters* wurde? Schulmädchen hatten diese Vereinigung gegründet, um Geld zu beschaffen für die Eltern, die ihren Kindern keine Schulbücher kaufen konnten. Das gelang ihnen. Dabei hatte *Golda* Erfolg als Rednerin — das ermutigte sie, auf dieser Bahn fortzuschreiten. — Das lebensfrohe Mädchen nahm auch an dem Tanzunterricht teil, den die Schülerinnen eingerichtet hatten — doch hätte sie das ohne weiteres aufgegeben, hätte ihr Mentor aus Denver geschrieben, es sei einer Arbeiterzionistin nicht würdig, sich solchen kleinbürgerlichen Vergnügungen hinzugeben.
— Ich vergaß, warum ihre Eltern nicht wollten, daß sie eine Höhere Schule besuchte, um Lehrerin zu werden...
— Sie wünschten, daß die Tochter so bald wie möglich heirate — und Lehrerinnen durften damals keine Ehe eingehen.
— Es ist heute schwer, sich ein solches Gesetz vorzustellen.
— Nachdem sie lange und heimlich mit ihrer Schwester über ihre Bedrückung im Elternhause Briefe gewechselt hatte, und von der Älteren ermutigt worden war, ent-

floh sie. Sie ging nach Denver, um ihren Bildungsgang fortzusetzen.
— Sie befreite sich also von der Bevormundung der Eltern, um ihrem höheren Ziel zustreben zu können.
— Ja; doch nach einiger Zeit empfand sie die hilfreiche Schwester als zu steif und gebieterisch, was sie schließlich nicht mehr ertragen konnte. Sie hatte sich auch davon zu befreien und sich zu beweisen, daß sie allein mit dem Leben fertig werden kann, selbst wenn das Studium aufgeschoben werden mußte. Sie verließ das Heim bei *Sheyla* und fand Arbeit und ein eigenes Zimmer. Die Fünfzehnjährige verlor damit aber nicht die bedeutsame Freundschaft des *Morris Meyerson*, der fünf Jahre älter war als sie, und den sie im Bekanntenkreise der Schwester kennengelernt hatte. Er brachte sie mit klassischer Musik in Verbindung, las ihr vor aus den Werken von *Byron, Shelley, Keats, Omar Khayyam*, dem ungläubigen persischen Weisen. Sie gingen auch zusammen zu Vorträgen über Literatur, Geschichte, Philosophie.
— So ersetzte er ihr Eltern, Schwester und Schwager...
— Ja und Nein. Nach ein paar Monaten versöhnten sich die Schwestern. Nach drei Jahren schrieb der Vater zum ersten Mal und bat sie, der Gesundheit der Mutter wegen ins Elternhaus zurückzukehren.
— Sie gab die schwergewonnene persönliche Freiheit wieder auf?
— Ja und Nein. Der frühere Gegensatz wurde aufgehoben in einem Zustand besseren Verstehens und gegenseitiger Anerkennung.
— Und wie war es mit *Morris Meyerson*? Hatten sich die beiden nicht ineinander verliebt?
— Natürlich; doch da *Golda* noch zu jung war, beschlossen sie, mit der Heirat ein paar Jahre zu warten. Er kam

von Zeit zu Zeit auf Besuch nach Milwaukee. Doch vor ihrer Heirat hatte die junge *Golda Mabovitch* noch eine dritte Selbstbefreiung durchzuführen.
— Was meinen Sie damit?
— Wir erwähnten, daß sie ihre Rednerlaufbahn als Schulmädchen begonnen hatte. Sie war auf einem Höhepunkt, als ich die über Siebzigjährige in Tel-Aviv von der Freitreppe des Rathauses herab zu einer Riesenmenge sprechen hörte. Obwohl ich kein Neuhebräisch verstehe, war ich nicht weniger eingenommen von ihren eindringlichen, kräftig gesprochenen Worten, als alle anderen Zuhörer. Nun, in Milwaukee setzte sie ihr frühes Training als Rednerin fort. Sie hielt zionistische Reden. Sie konnte das nicht im Innern der Synagoge tun, wo nur Männer zur versammelten Gemeinde sprechen dürfen. Auch warten streng rechtgläubige Juden geduldig auf den Messias, der das von Gott ausgewählte Volk der Juden nach Jerusalem zurückführen werde. Um die neue Botschaft eines aktiven Zionismus zu verbreiten, stellte sich die junge Pionierin auf eine Kiste in der Nähe der Synagogentür. Von dieser Tribüne aus sprach sie zu den Frommen, die den Gottesdienst verließen, über die zionistische Arbeiterpartei.
— Dieser Bruch mit der Überlieferung verlangte sicher Mut. Ich sehe in dieser Kiste eine andere Verkörperung des Treppensymbols in der frühesten Erinnerung...
— Sie kleidete ihre Befreiung vom unfruchtbaren jüdischen Dogmatismus in ein paar schöne Sätze. Ich habe sie auf Seite 3 unterstrichen.
— „Es schien mir — und scheint mir noch heute — vernünftiger, nicht zu glauben, daß Gott die Juden auserwählt habe, sondern daß die Juden das erste Volk

waren, die Gott gewählt haben, das erste Volk in der Geschichte, das etwas wirklich Revolutionäres tat. Und das gab ihnen ihre Einzigartigkeit." Wirklich sehr schön gesagt. Man könnte das vielleicht als einen alle verbindenden religiösen „Humanismus" bezeichnen.
— Vielleicht. Ein anderer Punkt auf der Linie, die sie zur mächtigen Rednerin leitete, war folgendes. Ihr Vater wollte nicht, daß sie, da sie nun der Poale Zion beigetreten war, der zionistischen Arbeiterpartei, wie ihre Kameraden an Straßenecken politische Reden schwang. Doch sie tat es und beeindruckte auch ihn sehr, als er sie einmal zufällig hörte.
— Welcher Gegensatz zum zaristischen Rußland, wo sie heimlich in Privathäusern zusammenkommen mußten und immer in Gefahr waren, von der Polizei geholt zu werden!
— In Amerika, dieser für sie neuen Welt, wuchs ihr Selbstbewußtsein beträchtlich — und sie blieb derselbe zielklare Mensch, ob sie nun in Ausschußsitzungen oder öffentlichen Versammlungen der Partei sprach; oder als zionistische Abgesandte in großen Versammlungen, welche wohlhabende Juden und Freunde zu finanzieller Hilfe veranlassen sollten; oder als Abgeordnete und später Außenminister in der *Knesset* in Jerusalem; oder in Sitzungen der Vereinigten Nationen in New York; oder als Ministerpräsidentin nach dem Yom-Kippur-Krieg zur ganzen Welt an Rundfunk und Fernsehen. Sie sprach mit der gleichen Bestimmtheit, Klarheit und Menschlichkeit zu amerikanischen, europäischen und afrikanischen Staatspräsidenten, arabischen Königen, einem sowjetrussischen stellvertretenden Ministerpräsidenten, zu Bekannten und Freunden.
— Ich erinnere mich eben an die Stelle gegen Ende ihrer

Lebensgeschichte. Da beschwört sie den Geist der internationalen Sozialistin *Rosa Luxemburg*.
— Bitte erklären Sie!
— Ich lernte von Ihnen, daß *Rosa Luxemburg* nach 1914 ihre sozialdemokratischen Genossen bitter anklagte, den Krieg des Kaisers mitzumachen. Nach dem Krieg von 1975 stellte *Golda Meir* in London einer Führerversammlung der heutigen Sozialistischen Internationale eine peinliche Frage.
— Ich erinnere mich. Ich zeichnete die Stelle auf Seite 376 an. Wollen wir sie noch einmal zusammen durchdenken?
— „Ich erklärte meinen sozialistischen Kollegen genau, wie wir (durch den Angriff der Araber) überrascht worden waren; wie unsere Friedenswünsche uns dazu geführt hatten, die beruhigenden Deutungen unseres Geheimdienstes zu glauben; und wie wir den Krieg gewonnen hatten. Aber tagelang waren wir in einer brenzlichen Lage. Dann sagte ich: ‚Im Licht dieser Tatsachen würde ich gern verstehen, was Sozialismus heute wirklich bedeutet. Nun sitzen wir hier alle zusammen. Nicht ein Quadratzentimeter von Euren Ländern wurde Israel zur Verfügung gestellt, um die (amerikanischen) Flugzeuge zu tanken, die uns vor der Zerstörung bewahrten. Nehmen wir an, *Richard Nixon* hätte gesagt: ‚Es tut mir leid, aber da wir nirgends in Europa tanken können, können wir schließlich nichts für Euch tun'. Was würdet Ihr dann alle getan haben? Ihr kennt uns und wißt, wer wir sind. Wir sind alle alte Genossen, langjährige Freunde. Was dachtet Ihr? Aus welchem Grunde beschloßt Ihr, unsere Flugzeuge nicht tanken zu lassen? Glaubt mir, ich bin die letzte, die die Tatsache verkleinern würde, daß wir nur ein winziger jüdischer Staat sind, und daß es mehr als zwanzig arabische

Staaten gibt mit riesigen Landgebieten, endlosem Ölreichtum und Milliarden von Dollars. Aber was ich heute von Euch wissen möchte ist, ob diese Dinge auch für sozialistisches Denken entscheidend sind'.
Als ich fertig war, fragte der Vorsitzende, ob jemand das Wort wolle. Keiner wollte sprechen. Da sagte jemand hinter mir sehr deutlich: ‚Natürlich kann keiner etwas sagen. Ihre Kehlen sind mit Öl verstopft...'"
Das ist erschütternd. Können diese materiellen Umstände nicht auch einem Psychologen den Mund verstopfen?
— Nein; denn wir lassen uns nicht entmutigen. Wir wissen auch, daß überhaupt kein Zustand, den wir auf Erden erreichen, das Ideal darstellt, dem wir zustreben, und von Dauer sein kann — auch nicht der demokratische Staat Israel. Er wurde durch die Zusammenarbeit von mutigen Menschen geschaffen, die entschlossen waren, sich nicht aufzugeben.
— Sie deuteten schon früher an, daß es keine vollkommene Harmonie, keine absolute Wahrheit gibt...
— Wie wäre das auch möglich, da das Leben selbst, und alles was besteht, Bewegung ist? *Albert Camus* (14) sagte in einem Versuch, daß das Leben absurd sei. Niemand kann dieser Tatsache entgehen, weder dadurch, daß er sich einem unwirklichen Absoluten verschreibt, noch dadurch, daß er sich das Leben nimmt.
— So was rät uns *Camus* zu tun?
— Er rät, daß wir uns widersetzen, wann und wo immer gegen die Würde des Menschen verstoßen wird. Das bedeutet, daß wir durch die Solidarität freier Menschen in der geistigen und gesellschaftlichen Wüste unserer Gegenwart Kulturinseln schaffen können. Das Verhalten, das *Camus* mit „Solidarität" bezeichnet, ent-

spricht dem, was der ältere *Adler* „Gemeinschaftsgefühl"
nannte.
— Darf ich nach diesem Ausflug in die Philosophie fragen,
ob man sagen kann, für *Golda Meir* war Israel eine zu
erreichende Oase im wüsten Weltgeschehen?
— Für die Menschen, die unter Judenfeindschaft und Armut gelitten hatten, sicher.
— Wir können jetzt kaum in die Geschichte des jungen
Staates eingehen — doch warum kam es nicht zu einer
friedlichen Weiterentwicklung?
— Lassen Sie mich nur kurz sagen, daß jüdische Kibbuzzim und Ansiedlungen von Missionaren aus verschiedenen christlichen Ländern seit Jahrzehnten Seite an
Seite mit den Palästinensern gearbeitet hatten. Sie
träumten davon, daß das unter türkischer Herrschaft
verkommene Land wieder ein solches werde, in dem,
wie in biblischen Zeiten, „Milch und Honig" fließen.
Den mittelalterlichen religiösen Widerstreit zwischen
Mohammedanern, Christen und Juden finden Sie in
Lessings unvergänglichem dramatischen Gedicht *Nathan
der Weise* gestaltet. Die Duldsamkeit, die er als Ideal
herausstellte, ist im Nahen Osten durch den Widerstand
politischer Mächte bisher noch nicht durchgedrungen.
— In der Tat hatte die Errichtung im Jahre 1948 der
demokratischen — doch nicht sozialistischen — Republik
Israel zu unseren Lebzeiten eine Reihe von Kriegen zur
Folge, auch als *Golda Meir* Ministerpräsidentin war.
Paßt das in ihre Bewegungslinie?
— Man kann wohl sagen, ja. Sie wußte auch ohne *Camus*
um die Absurdität der Welt und hatte aufgehört, eine
rechtgläubige Jüdin zu sein, die den absoluten Glauben
an den Messias hat. Wie wohl die Mehrheit der Juden
sah sie, daß fromme Gebete keine unfrommen Zustände

verändern. Sie hielt auch den Pazifismus nicht für etwas Absolutes.
— Doch kann sie angesichts der Kriege kaum froh gewesen sein...
— Natürlich nicht. Hier sind zwei Aussagen über das Dilemma, das Paradoxe, ihrer Stellung: „Ich will kein nettes, liberales, antimilitaristisches, ... ermordetes Israel." Und: „Wenn eines Tages Friede geschlossen wird, dann mögen wir den Arabern verzeihen, daß sie unsere Söhne getötet haben; es wird aber schwer für uns sein, ihnen zu verzeihen, daß sie uns zwangen, ihre Söhne zu töten."
— *Lessings Nathan der Weise* hätte es nicht trefflicher ausdrücken können... Doch sollten wir nach Milwaukee zurückkehren, wo nun die verheiratete Frau *Golda Meyerson* und ihre Angehörigen sich vorbereiteten, nach Palästina auszuwandern. Blieb ihr Lebensstil unverändert?
— Wir könnten das an Hand ihres Buches *Mein Leben* weiter zusammen untersuchen — würden Sie nun aber nicht gern das Buch noch einmal allein lesen und herausfinden, ob die Frage zu bejahen oder zu verneinen ist?
— Ich werde das unternehmen, denn es verdient gewiß, zweimal gelesen zu werden. Aber sind wir nicht weit abgekommen von dem Problem, menschliches Verhalten zu verstehen, um mit Neurotikern besser auszukommen?
— Meinen Sie? Wir sahen, daß wir zuerst den neurotischen Gegenmenschen in seinem besonderen Zusammenhang verstehen müssen. Wir werden auf keinen Fall mit ihm streiten und keine Zeit verlieren, indem wir uns auf religiöse, philosophische oder politische Argumente einlassen. Wir haben gesehen, wie wir ihn zur Mitmensch-

lichkeit gewinnen können und als Ermutiger immer erfinderischer werden können. Und wir haben zwei entgegengesetzte Lebensziele untersucht.
— Noch eins: *Adler* soll geschrieben haben, es werde eine Zeit kommen, da den Menschen die Betätigung des Gemeinschaftsgefühls so natürlich sein wird wie das Atmen...
— Da auch er nicht blind war für die Absurdität der Welt und des menschlichen Lebens, sagte er ferner, daß die Menschheit vor dem Erreichen dieses fernen Ziels sich auch entschließen könne, eine Art Selbstmord zu begehen, wenn es nicht gelingt, das Gemeinschaftsgefühl aller zu stärken.
— Und was können wir tun, um das Ende der Menschheit zu verhindern?
— Aber darüber haben wir doch fortgesetzt gesprochen! Wir können nun die verborgenen Entmutigungen aus der Vergangenheit in uns und in den uns umgebenden Neurotikern verstehen. Wir werden versuchen, ihnen vorsichtig zu zeigen, daß wir mit wachsendem Mut und Wirklichkeitssinn, mit größerem Selbstverständnis und Wissen um die Menschen und die Welt, aufhören können, hilflose Opfer blinder, mörderischer Gesellschaftsvorgänge zu sein. Das Problem des Überlebens als Mitmensch ist das gleiche für Europäer und Amerikaner wie für Afrikaner und Asiaten; dasselbe für jeden, ob er reich oder arm, jung oder alt, gläubig oder ungläubig ist.
— Und dann...
— Wenn wir uns befreit haben von selbstischem, neurotischem Verhalten wie Zögern, Vermeiden oder Umgehen von Aufgaben, Angst vor Verantwortung, Entwerten der anderen, und wenn wir zeigen können, wie

wir selber die Haltung gegenseitiger Achtung und fruchtbarer Zusammenarbeit gewonnen haben, dann...
— ... retten wir die Menschheit?
— Nein, natürlich nicht. Mit alledem lösen wir nicht die Wirtschafts- und Kulturprobleme unserer Welt. Aber wir werden dann mit Bedacht eine politische Haltung wählen und Tätigkeiten übernehmen, die dazu beitragen können, unsere wüste Welt, langsam und ohne Schrekkens- und Gewaltherrschaft, in eine Welt freier Menschen zu verwandeln. Weise aller Zeiten und Länder haben davon schon immer geträumt.

ZUSAMMENFASSUNG

In unserer heutigen Welt ist es noch möglich, daß machthungrige Neurotiker ganze Menschengruppen erfassen und Unheil anrichten. Es kommt darauf an, die Bedingungen für kultiviertes Menschsein zu verbessern. Wir haben uns in diesem Buch darauf beschränkt, den Umgang mit neurotischen Menschen unserer Umgebung aufzuhellen und unsere Auffassung am Beispiel dreier bekannter Menschen erläutert.

Unsere zwanglosen Zwiegespräche wollten zeigen, daß Neurotiker (oder Nervöse) nicht an einer körperlichen Krankheit leiden, für die allein der Arzt zuständig ist. Sie können entmutigte Menschen sein. Haben sie ihre verhängnisvolle Haltung zum Leben verstanden, dann sind sie in der Lage, sich zu einem froheren Dasein zu verhelfen. Das wird geschehen, wenn wir echtes Gemeinschaftsgefühl pflegen, das wir auch tätige Nächstenliebe oder menschliche Solidarität nennen können. Neurotiker sind zum Menschsein zu ermutigen. Wodurch kann der gesunkene Mut eines seelisch Leidenden gehoben werden?

1. Mit dem Grundsatz der Gleichheit aller Menschen treten wir ganz allgemein für gegenseitige Achtung ein. Respekt füreinander ist ein Ausdruck von Reife und Sachlichkeit. Eine solche Haltung hilft jedem, seine besonderen Fähigkeiten zum Nutzen aller zu entwickeln und sich als Mensch und besonderer Sachkenner zur Geltung zu bringen. In den durch Übung erworbenen Fähigkeiten sind wir durchaus ungleich. Obwohl wir als Menschen gleichen Wert haben, entwickelt jeder seinen eigenartigen Charakter. Dieser, sein individueller Lebensstil, ist beim Mutigen sozial gültig, beim Entmutigten dagegen neurotisch. („Nach eitlem Ich, du starkes Wir!" *Bruno Schönlank*)

2. Wir betrachten demnach den Neurotiker als einen Menschen wie wir selber. Er hat die gleichen Rechte und Pflichten, wie wir alle. Da müssen wir manche Vorurteile über Bord werfen: gesellschaftliche, rassische und nationale; religiöse, sexuelle, sogar wissenschaftliche; auch solche, die das Alter oder die Körperbeschaffenheit eines Menschen betreffen (15). Wer kann mit einer armen, häßlichen, alten Schwarzen so freundlich und respektvoll umgehen, wie mit einer wohlhabenden, reizenden jungen Weißen? („Es eifre jeder seiner unbestochnen, von Vorurteilen freien Liebe nach" *Lessing*)

3. Wir geben bei allem geselligen Umgang – insbesondere gegenüber Neurotikern – das übliche zwanghafte Denken auf und fragen nicht mehr: wer ist oben, ich *oder* der andere? Wir üben uns, auf der Ebene der Gemeinschaft zu denken: wir! Ich *und* die anderen. So finden wir Zugang zu dem Neurotiker. Er isoliert sich, weil er weder uns noch sich selbst versteht. Wir erfassen seine Person im Gesamtzusammenhang seines Daseins und fragen uns: im Hinblick auf welche Körperlichkeit, auf welche familiäre und soziale Lage, hat er sein unsachliches Verhalten entwickelt? (Solche Betrachtungen befreien uns von entmutigenden moralischen Verurteilungen)

4. Wir treten dem Neurotiker ruhig und gelassen gegenüber, freundlich und mit erfrischendem Humor. Wenn wir einfühlend erfaßt haben, was er im gegebenen Augenblick mit seinem Verhalten bezweckt – es ist unbegriffen, doch zielgerecht –, dann können wir ihn beruhigen oder ihm lächelnd dartun, daß sein Verhalten auf andere wirkt, wie ein schlechter Witz. Er wird dann eher geneigt sein, seine Irrtümer aufzugeben. (Ihm „in die Suppe spucken" ist ein volkstümlicher Ausdruck dafür.)

5. Wir übersehen sein fehlerhaftes Verhalten in Augenblicken, da es nicht aufgeklärt werden kann, und verkleinern die Bedeutung der Fehler, die er erkennt und zugibt. Es gibt immer noch ein nächstes Mal, wo der Irrtum berichtigt, wo ein besseres Verhalten geübt werden kann. Auch enthalten wir uns jeder entmutigenden Kritik, die unverdaulich bleibt.

6. Wir erkennen die kleinste Leistung des Neurotikers wie auch jede Bemühung gern an. Dabei vermeiden wir allgemeines Lob, wie wir andererseits auch nicht strafen werden. Belohnung und Strafe heben den Gegensatz des Überlegenen und des Unterlegenen hervor. Das untergräbt die Freude am freiwilligen Mittun und an fruchtbarer Zusammenarbeit. („Alles Strafen ist Unfug; alles Strafen ist selbst ein Übel". *Jeremy Bentham*)

7. Wir helfen dem Neurotiker, sich sowohl von mechanistischen als auch von mystischen Gedanken über Träume zu befreien. Eine sachlich-kritische Einstellung zu den Träumen und auch zu okkultistischen und astrologischen Mißverständnissen kann neurotische Ängste wie auch lähmende Untätigkeit fernhalten. („In deiner Brust sind deines Schicksals Sterne!" *Schiller*)

8. Wir hören geduldig zu, wenn jemand sein Herz ausschüttet. Durch verständnisvolle Anteilnahme zeigen wir ihm, daß Mitmenschlichkeit kein leerer Begriff ist. („Warum sucht' ich den Weg so sehnsuchtsvoll, wenn ich ihn nicht den Brüdern zeigen soll?" *Goethe*)

9. *Wir erwecken in dem vereinsamten Nebenmenschen ein Gefühl dafür, daß wir mit ihm und nicht gegen ihn sind oder zu ihm herab sprechen.* (Die Unfähigkeit, sich gegenseitig menschlich mitzuteilen, verbirgt sich hinter dem wissenschaftlichen Ausdruck „Kommunikationsprobleme" ...)

10. *Wir lassen uns nicht in einen Kampf ein und gewinnen geduldig des Anderen Verständnis und Zustimmung zur Zusammenarbeit.* Die Sache, die gesellschaftlich notwendige Leistung ist allein entscheidend. („Tausend fleiß'ge Hände regen / Helfen sich im muntern Bund, / Und im feurigen Bewegen / werden alle Kräfte kund." *Schiller*)

11. *Wir machen dem Leidenden im leichten Gespräch immer klarer, daß jeder sich unempfindlich machen kann gegen entmutigende Verhaltensweisen der Gegenmenschen seiner Umgebung.* Dann berühren uns Gleichgültigkeit, Kälte, Herabsetzung, Mißachtung oder Verachtung, Hohn, beißende Kritik und dergleichen nicht mehr. Unser Selbstwertgefühl, zur Menschheit zu gehören, bleibt unangetastet. Wenn wir die feindliche Haltung des Nächsten als seinen Irrtum verstehen, dann ärgern wir uns nicht mehr über ihn und bleiben gelassen und mutig im rechten Handeln, ziehen sogar Nutzen aus einer gehässigen Kritik. („Die Hunde bellen – die Karawane zieht weiter" Arabisches Sprichwort)

12. *Wir versuchen schließlich, neurotische Menschen für die Einsicht zu gewinnen, daß ein jeder von uns schöpferisch ist, im Guten wie im Bösen.* Wir brauchen uns nicht „konditionieren" oder „manipulieren" lassen. („Kein Mensch muß müssen!" *Lessing*)

13. *Jeder hat die Möglichkeit, sich selbst umzuerziehen.* Auch in unserer der Verfremdung verfallenden Welt lassen sich dafür ehrliche Helfer finden. Das Lesen von Autobiographien und von Werken großer Dichter kann unseren menschlichen Gesichtskreis erweitern. Wir können dazu kommen, all die Einzelheiten, die darin über einen Menschen unmittelbar oder mittelbar Ausdruck finden, zu einem Lebensstil abzurunden.
Wir alle vermögen es, Falsches richtigzustellen, Schlechtes gutzumachen und unseren Geist zu öffnen für die Größe und Schönheit des menschlichen Lebens – wie unsinnig es auch manchmal erscheinen mag.

LITERATURHINWEISE

1. *Lynne Reid Banks*, The Backward Shadow (London 1970)
2. *P. A. Kropotkin*, Gegenseitige Hilfe in der Tier- und Menschenwelt (London 1902) (Deutsch von *Gustav Landauer*)
3. *Leonhard Deutsch*, Klavierfibel, Eine Elementarschule des Primavista-Spielens (Leipzig 1927)
   Leonhard Deutsch, Individualpsychologie im Musikunterricht und in der Musikerziehung (Leipzig 1931)
4. *Hans Reimann*, Mein blaues Wunder – Lebensmosaik eines Humoristen (München 1959)
5. *Alfred Adler*, Menschenkenntnis (1927) (Frankfurt 1966)
   Nachdem diese Taschenbuchausgabe von dem verstorbenen *Oliver Brachfeld* besorgt worden war, gab seither *Wolfgang Metzger* alle Werke *Adlers* als Fischer-Taschenbücher neu heraus.
6. *Herbert Gottschalk*, G. C. Jung (Berlin 1963)
7. *Paul Rom*, Sigmund Freud (Berlin 1966)
8. *Max Zweig*, Die deutsche Bartholomäusnacht, in: Dramen, II (Wien 1963)
9. *Rosa Luxemburg*, Briefe an eine Freundin (Hamburg 1950)
10. *Bruno Schönlank*, Blutjunge Welt (Berlin 1919)
11. *Golda Meir*, My Life (London 1975)
12. *Marie Syrkın*, Golda Meir: Woman with a cause (1963)
13. *Rudolf Dreikurs/Vicki Soltz*, Kinder fordern uns heraus (Stuttgart 1964)
14. *Albert Camus*, Der Mythos von Sisyphus (1943) (Hamburg 1959)
15. *Wolfgang Metzger*, Vom Vorurteil zur Toleranz, 2. Aufl. (Darmstadt 1976)

Namen- und Sachverzeichnis

Adler, Alfred 17, 43, 75, 78, 83, 87, 91, 98, 118, 143
Adler, Viktor und *Friedrich* 127
Aggressionstrieb 12
Alienation 24, (Entfremdung) 127
Altersneurose 61
American Young Sisters 137

Babifizieren 29
Bach 75
Bauer 127
Beethoven 76
Begriffsbestimmung 14
Belohnung und Strafe 72, 148
Ben Gurion 121, 127
Bentham 148
Bernstein 127
Bewegung 52, 58, 59, 98, 116
Bezugssystem 51
Bibel 8, 30, 40, 41, 69
Blum 109, 127
Bobbe Golda 129
Braun 103

Camus 142, 143
Chirurg 3
Chopin 75
common sense 48, 50
cor 63
Courage 63

Darwin 24
Depression 96
Der Drache 77
Deutsch 75

Diagnose 5
Dostojewsky 69
Drei Lebensfragen 47

Ehe und Ehepaare 30, 32, 35, 48, 66, 122
Ehrgeiz 6, 73
Einfälle, „freie" 60
Eitelkeit 65, 67
Elektroschock 7
Entwertungstendenz 51, 57, 145
Erinnerungen, frühe 115, 117
—, Bettler 135
—, Drohende Gefahr 115
—, Fensterbrett 118
—, Garten 119
—, Großvater 118
—, Kosaken 134
—, Lauschen 131
—, Lesenlernen 135
—, Weinen 125
—, Wiege 119

Familienberatungsstellen 129
Fiktion 21, 31, 51
Franco 110
Fremdwörter 4
Freud 24, 60, 86, 87, 88, 89
Führer 27, 93

Gefühle 34, 35
Gemeinschaftsgefühl 20, 24, 67, 97, 128, 131, 143, 145
Gesetz demokratischen Zusammenlebens 19

Goethe 21, 29, 37, 69, 71, 111, 148
Göring 108

Haase 127, 133
Händel 76
Hegel 24
Herzanfälle 15
Herzl 127, 131
Herzen 132
Hindenburg 101
Hitler 90, 93 sq.
Homer 41
Humor 27, 95, 100, 121, 148
Hypothese 22, 26

Ideenassoziationen 10
Ilias 41
Immunität 82
Individualpsychologen 23, 63, 117, 127, 129, 142
Instinkte 12
Ironie 23, 26

Ja — aber 35, 48, 49
Jaurès 127
Joseph 59
Juden 102, 108, 120, 122, 123, 131, 139, 140, 143
Jung 85, 88, 89

Kain 21
Kaiser 106, 133
Kant 19, 64
Kautsky, Luise 113
Keats 138
Klara (Zipka) 123, 125, 130, 136
Kleist 7
Klee 41
Kompensation 84
Komplexe 84, 85
—, Antisemitismus 102
—, Ausschließungs- 90
—, Beweis 90

—, Erlöser 90, 94
—, Führer 91, 93
—, Individualpsychologie 91
—, Minderwertigkeits- 36, 37, 50, 84, 87, 91
—, Mitläufer 89
—, Mutter 88, 89, 121
—, Nein 99
—, Ödipus 86, 91
—, Prädestination 91, 94, 97, 100, 105
—, Schuld 88, 123
—, Überlegenheits-,
—, Überwertigkeits- 36, 85, 87, 91
—, Wahrheits- 37, 84, 91
—, Zuschauer 91, 116
Konzeptualisieren 77
Kropotkin 24
Künkel 119

Lassalle 127
Lazarsfeld 44
Lebensstil (Verhaltensschema) 70, 114, 121, 124, 125, 126, 127, 129, 131, 134, 144, 147, 149
Leeranalyse 119
Leitbild 13, 31
Leitlinie (Lebenslinie) 118, 123, 127
Lenin 114
Lessing 143, 144, 147, 149
Liebknecht 113, 133
Linksseitigkeit 98
Luther 19
Luxemburg 113, 114, 121, 127, 132, 136, 141

Mabovitch 139
Maigret 54, 91
Manipulieren 65, 71
Marx 24, 123, 127
Medizin (psychosomatisch) 5

Mediziner 3, 5
Meir, Golda 119 sq.
Mendelssohn 42
Menschenkenntnis 62, 82, 83, 119, 126
Meyerson 122, 138, 144
Minderwertigkeitsgefühl 30, 32, 84, 87, 124
—, komplex 84, 87, 124
Mozart 75
Mussolini 93, 110
Mut (Ermutigung, Entmutigung) 63, 64, 67, 68, 70 sq., 123, 124
—, zur Unvollkommenheit 44

Nächstenliebe 19
Napoleon 84
Nationalsozialismus 89
Nervenzusammenbruch 11
Nervös 2
Neurologe 3
Neurose 2, 4
Neurotiker 3, 9, 13
—, Grete 1, 15, 26, 29, 33, 62, 83
—, Hitler 94 sq.
Nietzsche 4, 94
Nixon 141
NSDAP 107

Obsession 33
Omar Khayyam 138
Orwell 32

Persönlichkeitsideal 88, 91, 92, 98, 104, 127
Poale Zion 140
Presley 6
Psychiater 4, 7, 85
Psychoanalyse 86
Psychosomatik 5, 15, 74
Psychotherapie (Psychotherapeut) 3, 10, 15, 62, 73, 95, 124
Psychotiker 21, 23, 94, 97

Reimann 77
Revolution, große Französische 31
Röhm 101, 102, 108
Rühle 133

Sachlichkeit 19, 26, 34
Schiller 148, 149
Schönlank 114, 147
Schubert 75
Selbstwertgefühl 73, 74, 76, 102, 104, 108, 111, 136, 149
Shakespeare 69
Shelley 138
Sheyna 123, 126 130, 131, 135, 136, 138
Simenon 54, 110
Simulant 16, 18
Singer 127
Solschenizyn 69
Sozialismus 126, 133, 141
Sozialist 132, 133
Stimmung 53, 58, 71
Symbole
—, Bart 59
—, Decke aufheben 52
—, dunkler Hintergrund 58
—, Fallen 57
—, Farben 50
—, Karussel 56
—, Knopfabreißen 50
—, Mahner 50
—, Spinne 51
—, Treppe 116, 139
—, 50 m 57
Symbolismus 49, 50
Symptome
—, Asthma 17
—, Herzanfall 16, 17
—, Liste 1
—, Nasenbluten 17
—, Nervenzusammenbruch 16
—, Transpirieren 74
Syrkin 124

Tierexperimente 12
Training 61
Trauma 85, 86
Traumbuch 45
Traumdeutung 40 sq.
Traum
—, barfuß im Schnee 40
—, Bart gewachsen 58
—, Karussel 56
—, Knöpfe abreißen 44
—, schwarze Spinne 44

Überlegenheit 38, 39, 72, 100
Überkompensation 84, 99
Umerziehung 9, 13, 17
Umfinalisieren 13, 95
Utopie 31

Vergleichen 33
Verhaltensstil 82
 (s. Lebensstil)
Versailles 105, 106

Verzärteln 29, 100
Volkswirtschaft 32
Vorurteile 91, 107, 147

Wahrheitsfanatismus 351
—, komplex 37
—, liebe 34, 62
Weizmann 127
Whitman 111
Widerstand 50
Wille 63, 67
Witz, Bedingungen für 51
Wutanfall 18

Ziel (Zweck) 18, 19, 42, 46, 52, 61, 68, 89, 94, 109, 110, 115, 118, 122, 125, 126, 130, 138
Zielstreben 16, 36, 68
Zionismus 126, 127, 131, 139
Zusammenhang (sbetrachtung) 17, 37, 43, 49, 66, 67, 78, 95, 115, 127, 144, 148

STEINKOPFF TASCHENBÜCHER

8. *Werner A. P. Luck*
Homo investigans
Der soziale Wissenschaftler
XIV, 317 Seiten. DM 24,80

Inhalt: Prolog — Was ist Wissenschaft? — Zu welchem Zweck studieren wir? — Das ABC der Zukunft — Die Verantwortung der Naturwissenschaftler und Techniker — Epilog — Nachwort

9. *Wolfgang Metzger*
Vom Vorurteil zur Toleranz
2. *Aufl.* X, 120 Seiten. DM 12,80

Inhalt: Prolog — Die schwarzen Sänger — Erste Erkenntnisse — Gibt es nicht-soziale Vorurteile? — Gibt es aufwertende Vorurteile? — Was ist ein Vorurteil? — Feststellung von Vorurteilen — Vorurteile und Meinungen — Verteidigung von Vorurteilen — Gibt es eine scharfe Grenze? — Vorurteile gegen Menschen — Soziale Vorurteile — Gruppen als Gegenstand von Vorurteilen — Eigengruppe und Fremdgruppe — Standesdünkel und Lebensneid — Feind und Krieg — Mächtige und Schwache — Minderheit als „Fremdkörper" — Wirkungen abwertender Vorurteile — Ursprünge sozialer Vorurteile — Gibt es vorurteils-anfällige Völker? — Gibt es vorurteils-anfällige Menschen? — Woher kommen Vorurteile? — Wie bringt man die Volksseele zum Kochen? — Ist eine Heilung möglich? — Zusätzliche Bemerkungen

10. *Hartmut Häcker*
Einführung in die Psychologie
Grundlagen, Methoden, Ergebnisse
2. *Aufl.* 213 Seiten, 40 Abb., 10 Tab. DM 16,80

Inhalt: Einführung — Gegenstand der erfahrungswissenschaftlichen Psychologie — Körperliche Grundlagen der psychischen Vorgänge — Methoden der erfahrungswissenschaftlichen Psychologie — Richtungen innerhalb der Psychologie — Grundlagen und Ergebnisse der Entwicklungspsychologie — Intelligenz, Begabung und allgemeine Leistungsfähigkeit — Gedächtnis, Lernen und Denken — Psychologie der Wahrnehmung — Verzeichnis der Fachbegriffe

12. *Kenneth G. Denbigh*
Ein erfinderisches Universum
Autorisierte Übersetzung von *Ute Börges*
Etwa XII, 240 Seiten, einige Abb. In Vorbereitung.

Inhalt: Einführung — Der Begriff der Zeit — Dissipative Prozesse — Aufbauende (formative) Prozesse — Determinismus und „Zufall" — Gibt es „erfinderische" Prozesse? — Anmerkungen

DR. DIETRICH STEINKOPFF VERLAG · DARMSTADT

PRAXIS DER SOZIALPSYCHOLOGIE
Herausgegeben von *Georg Rudinger*

Neueste Bände:

5. *Dorothee Bierhoff-Alfermann* (Hrsg.), **Soziale Einflüsse im Sport.** XII, 219 S., 11 Abb., 28 Tab. DM 29,80

6. *Reinhard Oppermann,* **Einstellung und Verhaltensabsicht.** Eine Studie zur schulischen Weiterbildung. IX, 165 S., 37 Tab. DM 25,80

7. *Reinhard Schmitz-Scherzer* (Hrsg.), **Aktuelle Beiträge zur Freizeitforschung.** VIII, 199 S., 9 Abb., 58 Tab. DM 25,80

8. *Heidi Keller,* **Männlichkeit/Weiblichkeit.** Etwa VIII, 160 S. In Vorbereitung.

PSYCHOLOGIE UND GESELLSCHAFT
Herausgegeben von *Michael Stadler*

1. *Falk Seeger,* **Relevanz und Entwicklung der Psychologie.** Die Krisen-Diskussion in der amerikanischen Psychologie, Probleme einer psychologischen Technologie und die Suche nach einem neuen Paradigma. XI, 143 S., 7 Abb. DM 25,80

2. *Rainer Bromme / Eckhard Hömberg,* **Psychologie und Heuristik.** Probleme der systematischen Effektivierung von Erkenntnisprozessen. X, 178 S., 11 Abb. DM 25,80

3. *Susanne Offe,* **Psychische und gesellschaftliche Bedingungen der Leistungsmotivation.** X, 134 S., 4 Tab. DM 25,80

4. *Norbert Groeben / Brigitte Scheele,* **Argumente für eine Psychologie des reflexiven Subjekts.** Paradigmawechsel vom behavioralen zum epistemologischen Menschenbild. XI, 249 S., 8 Abb. DM 16,80

WISSENSCHAFTLICHE FORSCHUNGSBERICHTE
Reihe I: Grundlagenforschung und grundlegende Methodik — Abteilung C: Psychologie. Herausgegeben von *Suitbert Ertel*

52. *Wolfgang Metzger,* **Psychologie.** Die Entwicklung ihrer Grundannahmen seit der Einführung des Experiments. *5. Aufl.* XXII, 407 S., 42 Abb. DM 36,—

77. *Arnulf Rüssel,* **Psychomotorik.** Empirie und Theorie der Alltags-, Sport- und Arbeitsbewegungen. X, 192 S., 20 Abb., 3 Tab. DM 80,—

DR. DIETRICH STEINKOPFF VERLAG · DARMSTADT

Made in the USA
Monee, IL
03 May 2026

49438577R00095